MEISTER DER HEILKUNDE

HERAUSGEGEBEN VON
PROFESSOR DR. MAX NEUBURGER

BAND 2
ADOLF LAZARUS / PAUL EHRLICH

RIKOLA VERLAG
WIEN   BERLIN   LEIPZIG   MÜNCHEN
1922

PAUL EHRLICH

VON

ADOLF LAZARUS
DR. MED., A. O. PROFESSOR AN DER UNIVERSITÄT BERLIN

MIT EINEM BILDNIS EHRLICHS

RIKOLA VERLAG
WIEN   BERLIN   LEIPZIG   MÜNCHEN
1922

ISBN 978-3-7091-5202-7 ISBN 978-3-7091-5350-5 (eBook)
DOI 10.1007/ 978-3-7091-5350-5

Copyright 1922 by Rikola Verlag Wien
Druck von Johann N. Vernay, Wien

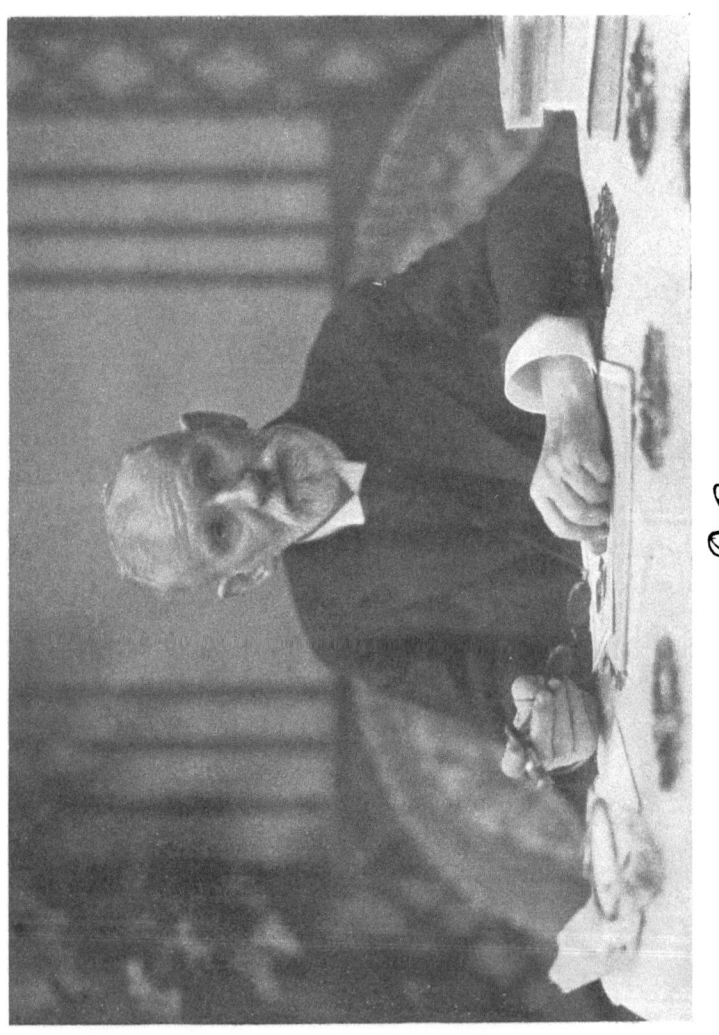

FRAU HEDWIG EHRLICH
in dankbarer Verehrung zugeeignet

VORWORT

Das Ersuchen des Herausgebers, für seine Sammlung „Meister der Heilkunde" das Leben und Wirken **Paul Ehrlichs** zu beschreiben, begrüßte ich mit freudigster Genugtuung. Des großen Forschers Schüler gewesen und später seiner Freundschaft gewürdigt worden zu sein, hat mir immer als das größte Glück meines Lebens gegolten, und Verehrung, Liebe und Dankbarkeit, so hoffte ich, würden mir die rechten Worte eingeben.

Aber ich hatte doch ernste Bedenken zu überwinden, die ich auch hier äußern möchte, um manche Mängel des bescheidenen Werkchens damit zu entschuldigen. Wie den anderen Mitarbeitern **Ehrlichs**, war es auch mir nur eine verhältnismäßig kurze Zeit und nur auf einigen der vielen von ihm bearbeiteten Gebiete vergönnt, an seiner Seite tätig zu sein, und hierbei habe ich erfahren, daß nur die eindringlichste gemeinsame Arbeit die Gedankengänge dieses Geistes voll erschloß. So konnte ich den Mut für die Bearbeitung anderer Zeitabschnitte und Gebiete nur daraus entnehmen, daß die zu **Ehrlichs** 60. Geburtstag erschienene Festschrift*) vorlag, in der sein wissenschaftliches Wirken von einer großen Zahl seiner Freunde und Mitarbeiter ausführlicher dargestellt ist. Auf diese gestützt, glaubte ich es allenfalls verantworten zu können, den gewaltigen Stoff in eine so knappe Form zu pressen, wie es die Rücksicht auf die Einheitlichkeit dieser Sammlung verlangt. Die Festschrift ist ja jedem, der aus diesem Büchlein für einen bestimmten Gegenstand ein besonderes Interesse gewinnt und ausführlichere Belehrung wünscht, ebenso wie Ehr-

---
*) Jena 1914, G. Fischer

lichs Originalarbeiten leicht erreichbar. Ich habe den Zwang zur Einengung der Darstellung oft schmerzlich und außerordentlich erschwerend empfunden; mußte ich mich doch durchweg auf die Zeichnung der Grundlinien, bei manchen bedeutsamen Leistungen sogar auf die bloße Erwähnung beschränken; selbst diese konnte einer großen Zahl von Einzelarbeiten nicht zuteil werden.

Den Abschnitt „Ehrlich als Chemiker" hat auf meine Bitte Herr Professor Dr. L. Spiegel bearbeitet; ich sage ihm auch an dieser Stelle hierfür meinen aufrichtigsten Dank.

I. Lebenslauf.

Paul Ehrlich wurde am 14. März 1854 in Strehlen, einem kleinen Landstädtchen in der Nähe von Breslau, geboren. Sein äußerer Lebensgang stellt den zeitweise stark gehemmten Aufstieg eines deutschen Gelehrten bis zu den höchsten Würden dar, ohne durch besondere Wechselfälle auch nur zeitweise stürmischer bewegt zu sein.

Im Vaterhause herrschte bei bescheidenem Wohlstand eine schlichte Lebensführung. Beide Eltern erfreuten sich eines großen Ansehens durch ihre Herzenswärme, ihre Klugheit und ein heiteres, lebhaftes Temperament, das ihnen bis in ihr hohes Alter bewahrt blieb. Die Mutter hat sicherlich am frühesten die außergewöhnlichen Fähigkeiten des Sohnes erkannt und vielleicht seine große Zukunft geahnt; denn sie war es, die während seiner Universitätszeit immer seine Stange hielt, wenn er wegen der eigenmächtigen Unregelmäßigkeiten im Studium bei manchen seiner Angehörigen die größten Besorgnisse um seine Laufbahn hervorrief.

Seine naturwissenschaftliche Begabung glaubte Ehrlich der väterlichen Familie verdanken zu sollen, denn sein Großvater, ein einfacher Kaufmann, hatte noch mit 90 Jahren in dem kleinen Städtchen auf eigene Faust naturwissenschaftliche und technische Studien getrieben und sogar darüber populäre Vorträge gehalten. Aber auch die Familie seiner Mutter, die eine geborene Weigert war, wird ihm wohl ein wertvolles Erbteil in dieser Hinsicht hinterlassen haben, denn Karl Weigert, der ausgezeichnete Pathologe, war Ehrlichs Vetter und in der nachfolgenden Generation haben sich mehrere Mitglieder dieser Familie auf medizinisch-naturwissenschaftlichem Gebiet hervorgetan.

Mangels einer geeigneten Schule in der Vaterstadt wurde der Knabe bei dem alten, vortrefflich geleiteten Gymnasium zu St. Maria Magdalena in Breslau eingeschrieben, das er, nach dem Zeugnis seines langjährigen Lehrers Tardy, als ein vorzüglicher „Lernkopf" durchmessen und 1872 nach bestandenem Abiturium verlassen hat. Seine medizinischen Studien betrieb er an der Universität Breslau, wo er besonders von dem hervorragenden Physiologen Rudolf Heidenhain, dem ausgezeichneten Pathologen Cohnheim und von Karl Weigert beeinflußt wurde, dann in Straßburg, wo ihn Waldeyers glänzende Lehrtätigkeit begeisterte und erst endgültig für das medizinische Studium gewann, außerdem in Freiburg und Leipzig. In Breslau beendete er 1878 das Staatsexamen und wurde in Leipzig zum Dr. med. promoviert auf Grund seiner — lange verschollenen, von Leonor Michaelis vor kurzem aufgefundenen — Dissertation: „Beiträge zur Theorie und Praxis der histologischen Färbung." Frerichs, damals der berühmteste deutsche Kliniker, berief den jungen Arzt, der ihm durch die Originalität seiner Arbeitsrichtung aufgefallen war, an die Kgl. Charité in Berlin, die durch die Namen Frerichs, Traube und Virchow eine Lehr und Forschungsstätte allerersten Ranges war. Frerichs, der das Genie seines jungen Assistenten wohl am frühesten erkannt, ließ ihm für seine wissenschaftliche Arbeit weiteste Freiheit und entlastete ihn von Dienstgeschäften, die seinen Studien hinderlich werden konnten. Das änderte sich sehr als nach Frerichs' Tode 1885 Gerhardt die Leitung der Klinik übernahm. Dieser vortreffliche Kliniker hatte für den hohen Flug seines Assistenten gar kein Verständnis und bürdete ihm allerhand technische Kleinarbeit auf, die jeder beliebige ebenso gut und besser hätte leisten können, während sie für den jungen Ehrlich ein schweres Hemmnis in seinen wissenschaftlichen Plänen und eine Quelle ernster seelischer Verstimmung wurde. So verließ Ehrlich 1887 verbittert die Charité.

Im Jahre 1883 hatte Ehrlich sich mit Hedwig Pinkus, der Tochter eines bedeutenden schlesischen Industriellen, vermählt; 1884 war ihm der Professortitel verliehen worden, eine bis dahin für einen nicht dem Lehrkörper angehörigen Arzt noch niemals vorgekommene Auszeichnung; 1887 habilitierte er sich als Privatdozent für innere Medizin an der Berliner Universität.

Bei seinen Laboratoriumsarbeiten zog er sich eine tuberkulöse Infektion der Lunge zu, die ihn zu einem mehrmonatlichen Aufenthalt in Ägypten zwang. Völlig geheilt, wenn auch seitdem etwas zart und anfällig, kehrte er in die Heimat zurück, jedoch blieben dem schon so glänzend bewährten Forscher die Laboratorien der staatlichen Institute verschlossen, und so gründete er sich mit den bescheidensten Mitteln eine kleine Arbeitsstätte in einer Mietswohnung in der Steglitzerstraße in Berlin. Hier entstanden unter anderen seine grundlegenden Arbeiten über Immunität gegen Pflanzengifte und über Vererbung der Immunität. Als Ende des Jahres 1890 Robert Koch das Tuberkulin der Welt übergeben hatte, übertrug er Ehrlich die Leitung einer klinischen Beobachtungsstation im Krankenhaus Moabit und überließ ihm, nachdem später sein „Institut für Infektionskrankheiten" eröffnet worden war, hier ein kleines Laboratorium, in dem der Forscher, ohne zu dem Institut in einem offiziellen Verhältnis zu stehen, seine Arbeitspläne durchführen konnte. Zur selben Zeit wurde er zum außerordentlichen Professor an der Universität ernannt.

Seine weiteren Arbeiten über Immunität und Serumtherapie hatten zwar nicht die deutschen Fakultäten, wohl aber den damaligen weitblickenden energischen Leiter des preußischen Hochschulwesens, Althoff, auf das immer mächtiger sich regende Genie aufmerksam gemacht, und durch dessen Einfluß wurde provisorisch 1896 ein Staatliches Institut für Serumforschung und Serumprüfung in Steglitz bei Berlin errichtet und Ehrlich unterstellt. Gemeinsam mit Adickes, dem tatkräftigen Oberbürgermeister von Frankfurt a. M. begründete Althoff hauptsächlich zu dem Zweck, Ehrlich eine würdige und seinen Wünschen und Plänen genügende Arbeitsstätte zu schaffen, das Kgl. Institut für experimentelle Therapie in Frankfurt, dem auch die staatliche Kontrolle der im Handel befindlichen Heilsera anvertraut wurde. So siedelte Ehrlich 1899 nach Frankfurt über. Hier wurde 1906 von Frau Franziska Speyer, im Vertrauen auf Ehrlichs unerschöpfliche Produktivität, mit reichen Mitteln das „Georg Speyer-Haus für Chemotherapie" begründet und ebenfalls Ehrlich, der sein staatliches Institut beibehielt, unterstellt. Mit der Größe seines Arbeitsgebietes, das er durch die ihm aus aller Herren Länder zuströmenden Kräfte immer weiter ausbauen konnte, wuchsen nun auch die äußeren Auszeichnungen, die auf sein Haupt gehäuft wurden. So erhielt er 1903 die Preußische Große Goldene Medaille für Wissenschaft, mit der von Medizinern vor ihm nur Virchow ausgezeichnet worden war. 1904 wurde er ordentlicher Honorarprofessor der Universität Göttingen und Ehrendoktor von Chicago, 1907 Ehrendoktor von Oxford, 1909 erhielt er den Nobelpreis und 1911 wurde ihm die höchste Auszeichnung verliehen, die der Staat zu vergeben hatte, das Prädikat Exzellenz. Seitdem reihte sich Auszeichnung an Auszeichnung, zahllose Gesellschaften und Akademien aller Kulturländer ehrten sich durch seine Ernennung zum Mitglied. Mit Begründung der Frankfurter Universität wurde er hier ordentliches Mitglied der Medizinischen Fakultät. In diese Frankfurter Periode fallen Reisen ins Ausland, nach Schweden, Dänemark, Holland, England und Nordamerika, wo Ehrlich auf Kongressen oder in besonderen Veranstaltungen zusammenfassend über seine Forschungen berichtete. 1914 feierte er unter beispielloser Anteilnahme der gelehrten Welt und seiner zahllosen Freunde und Verehrer seinen sechzigsten Geburtstag. Schon damals fiel allen Teilnehmern schmerzlich auf, daß er, bei unveränderter Frische und Lebendigkeit des Geistes, eher das Aussehen eines Mannes von 70 Jahren hatte. Unter rastloser Arbeit verschwendete er aber seine Kräfte schonungslos weiter, und so kam es schon im darauffolgenden Jahre zu ernsten Störungen seiner Gesundheit, die auf Erkrankungen des Gefäßsystems zurückgeführt werden mußten; unerwartet schnell schwanden die Kräfte dahin, und am 20. August 1915 wurde diesem kostbaren Leben ein viel zu frühes Ziel gesetzt.

Um eine gewisse Übersicht über Ehrlichs wissenschaftliches Werk zu gewinnen, scheiden wir drei Perioden voneinander, wenn auch die Trennung sowohl der Zeit als dem Inhalt nach ein wenig gewaltsam erscheint. Die erste Periode ist die der farbenanalytischen Studien, die im wesentlichen in die Studenten- und Assistentenzeit fällt; die zweite die der Immunitätsforschung, die 1889 im Berliner Privatlaboratorium beginnt und Ehrlichs Hauptinteresse etwa 15 Jahre bildet; von 1905 bis zu seinem Lebensende stehen im Vordergrund die Krebsforschung und die chemotherapeutischen Arbeiten, gekrönt von der Erfindung des Salvarsans.

II. Farbenanalytische Studien.

In seinem dritten Semester findet der Studiosus Paul Ehrlich beim Studium einer Arbeit von Heubel[*] über die chronische Bleivergiftung die Angabe, daß diejenigen Körperorgane, die bei einem vergifteten Tier am stärksten bleihaltig gefunden werden und auf die die markantesten Vergiftungserscheinungen zu beziehen sind, auch im Reagenzglas am meisten von dem Metall aus seinen Lösungen an

---

[*] Emil Heubel, Pathogenese und Symptome der Bleivergiftung. Berlin, Hirschwald, 1871.

sich reißen. Diese Tatsache einer ausgesprochenen Affinität zwischen Gewebe und körperfremder Substanz leitet den jungen Forscher in eine Richtung, die er nie wieder aufgeben sollte. Ihren Gesetzen nachzuspüren und daraus Heilmethoden abzuleiten, ist er von nun an unablässig bemüht, und der ganze Ertrag seiner Lebensarbeit ist letzten Endes eine Frucht dieser Konzeption. Um den Vorgang der Bindung der körperfremden Substanz an das tierische Gewebe leichter verfolgen zu können, schlug der junge Forscher aber einen ganz anderen Weg ein, als Heubel. Angeregt und technisch schon vorgebildet durch einen histologischen Kursus bei Waldeyer, ging er darauf aus, der Bindung zwischen Substanz und Organ mikroskopisch nachzuspüren, und da der Nachweis des Bleis oder anderer Metalle auf diese Weise äusserst schwierig, ja kaum möglich erschien, bediente er sich in weiteren Experimenten der Anilin-Farbstoffe, zuerst vornehmlich des Fuchsin, und eröffnete sich damit ungeahnte Möglichkeiten, in die Gesetze der Bindung und der Verteilung einzudringen. Von den Experimenten aus dieser Zeit ist fast gar nichts veröffentlicht worden, aber ihnen entstammt die erste Arbeit Ehrlichs, die in der medizinischen Literatur vorliegt — aus dem Jahre 1876 — und sie ist schon ein glänzendes Beispiel einer „farbenanalytischen Studie". Sie betrifft die Entdeckung der „Mastzellen", in denen Ehrlich Granula nachwies von einer besonderen Affinität für basische Farbstoffe. Diese Arbeit ist der Grundstein zu dem herrlichen Gebäude der Morphologie des Blutes, das er nun in den folgenden Jahren von den Grundmauern bis zum Dach errichten sollte. Mit selbst ersonnenen, zumeist durch ihre Einfachheit imponierenden Methoden, in weit ausgreifenden anatomischen und vergleichend anatomischen Studien, fruchtbar angeregt auch durch die Beobachtung am kranken Menschen, konnte

Ehrlich schon nach wenigen Jahren nicht nur eine völlig neue Zellenlehre des Blutes, sondern auch grundsätzlich neue Aufschlüsse über die normalen und gestörten Funktionen der blutbildenden Organe geben, sowie die allgemeine Lehre von der Zelle in entscheidender Weise beeinflussen.

Als den Ursprungsort der basophil granulierten Zellen des Blutes wies Ehrlich das Bindegewebe nach, und da sie sich ganz besonders reichlich an Stellen chronischer Entzündung, Stauung oder in der Nachbarschaft von Neubildungen fanden, sah er in ihnen „ein Attribut eines lokal gesteigerten Ernährungszustandes"; daher bezeichnete er sie mit dem Namen „Mastzellen". Ihre Granulation ist eine grobe, die einzelnen Körner sind von ungleicher Größe, sie färben sich nur in basischen Farbstoffen, und zwar in einer ganz besonders charakteristischen Art, indem die Nuance ihrer Färbung von der des Farbstoffes merklich abweicht, („Metachromasie") so daß z. B. die mit Methylenblau gefärbten Granula nicht wie die Kerne der anderen Blutzellen im reinen Blau erscheinen, sondern unverkennbar in das rötliche hinüberspielen. Auch darauf, daß sie in der menschlichen Pathologie eine gewisse Rolle spielen, konnte Ehrlich hinweisen, nachdem er sie bei chronischen Hautkrankheiten im Blut erheblich vermehrt gefunden hatte.

Nun ging Ehrlich, gestützt auf die inzwischen von ihm bis zur Vollendung ausgearbeiteten Methode des gefärbten Bluttrockenpräparates, an die systematische Bearbeitung der Histologie des Blutes nach dem Gesichtspunkt der verschiedenen Affinitäten seiner Elemente zu den Farbstoffen. Selbstverständlich waren schon vorher den Forschern die Unterschiede der einzelnen Formen der weißen Blutkörperchen aufgefallen, je nach ihrer Größe und Form; auch daß einzelne grob, eine viel größere Zahl fein granuliert, eine dritte Art überhaupt nicht gekörnt erschienen, war wohl aufgefallen, aber über die Trennung zwischen

Leukocyten und Lymphocyten war man nicht hinaus gekommen, geschweige denn, daß man Unterschiede ihrer funktionellen Bedeutung scharf erkannte. Sah doch selbst Virchow bis dahin in der Leukocytose eine Funktion der Lymphzellen.

Ehrlich wies nun zunächst gewissermaßen als das Gegenstück der basophil granulierten Mastzellen andere Zellen mit oxyphilen Körnelungen nach; da er sie zuerst mit Hilfe des sauren Farbstoffes Eosin dargestellt hatte, hat sich ihr Name: „eosinophile Zellen", eingebürgert. Sie entsprechen den im frischen Blutstropfen als grob granuliert erkennbaren Zellen. Auch sie sind durch die Wirbeltierreihe zu verfolgen, überall erkennbar durch ihre Verwandtschaft zu den sauren Farbstoffen, in ihrer Form aber bei den verschiedenen Tierklassen wechselnd; in der menschlichen Pathologie spielt ihr Verschwinden oder ihr vermehrtes Auftreten — „Eosinophilie" — eine höchst bedeutsame Rolle, auf die Ehrlich schon in seinen ersten Veröffentlichungen aufmerksam machte. Er fand sie auffallend vermehrt im Blute der an Asthma bronchiale Leidenden, wie er sie auch in deren Sputum entdeckte; er beschrieb ihre Vermehrung bei chronischen Hautleiden und erkannte ihre Beziehungen zu der Leukämie, auf die wir an anderer Stelle noch zu sprechen kommen.

Da wir hier aus Raummangel nicht alle von Ehrlich beschriebenen Zellformen, sondern nur die beim Menschen beobachteten erwähnen können, bleiben nur noch die neutrophilen Granulationen zu nennen, deren Darstellung technisch am meisten Schwierigkeiten machte, weil die chemische Industrie keinen hierfür geeigneten Farbstoff bereit hatte und Ehrlich selbst erst durch mühselige Versuche einen solchen gewinnen mußte. Durch die Einwirkung des sauren Orange auf das basische Methylgrün kam eine neutrale Farbe zustande, die in dem auch noch Säurefuchsin enthaltenden Farbgemisch, „Triacid" genannt, sich gelöst hielt und ihre Affinität zu den feinen

Granulationen der polynucleären, bzw. polymorphkernigen Leukocyten bewährte. Der scharfbestimmte chemische Charakter dieser Elemente und ihr sonst gesetzmäßiges Verhalten brachten Ehrlich zu der Überzeugung, daß die Granula der Leukocyten biologisch bedeutsame Gebilde seien, die unzweifelhaft der Ausdruck wichtiger Zellfunktionen sein müßten. Die Tatsachen, daß bestimmte Körnelungen nur auf wenige Tierspezies beschränkt sind, daß eine Zelle niemals Träger zweier verschiedenartiger Körnelungen ist, sondern nur immer Elemente derselben Gattung birgt, bewiesen, daß jede Körnelung ein eigenartiges Protoplasma voraussetzt und ein solches definiert. Am meisten war Ehrlich geneigt, die Granulationen als Sekrete eines spezifischen Stoffwechsels der Zellen anzusprechen.

Diese neuen Erkenntnisse waren Ehrlich ein wesentliches Hilfsmittel in der Durchführung der von Virchow begründeten, aber nur unzureichend gestützten Lehre vom Dualismus der weißen Blutzellen. Erst die mit Ehrlichs morphologischen Methoden durchgeführten physiologischen und pathologischen Forschungen gaben die Gewißheit, daß wir nach ihren Ursprungsorten und nach ihrem Verhalten im strömenden Blut zwei Arten unter den weißen Blutkörperchen scharf voneinander zu trennen haben: die lymphogenen und die myelogenen. Die erste Gruppe sind die Lymphocyten, die zweite Gruppe umfaßt die neutrophilen Polynucleären mit ihren zum Teil noch granulafreien Vorstufen, den Großen Mononucleären und den Übergangsformen, sowie die eosinophilen Zellen. Diese Verschiedenheit prägt sich nach Ehrlich auch im funktionellen Verhalten aus, wie aus den Eigentümlichkeiten der Lymphocytosen gegenüber den Leukocytosen hervorgeht. Die erste ist die Folge einer passiven Einschwemmung der gar nicht oder nur wenig aktiv beweglichen Lymphzellen in das Blut; die Leukocytose, und zwar ebenso die Hyper- als die Hypoleukocytose, sind der Ausdruck eines aktiven Verhaltens der

Granulocyten, die befähigt sind, chemischen Reizen folgend in das Blut vermehrt einzuströmen oder die Blutbahn zu verlassen — „positive und negative Chemotaxis".

Diese neue Lehre fand ihre Bewährung bei der Erforschung der Leukämien. Zwar hatte schon V i r c h o w, der Entdecker der Leukämie, zwei Arten dieser Krankheit unterschieden, aber nach groben, ungewissen und unwesentlichen Merkmalen, wie etwa dem rein zahlenmäßigen Verhalten der weißen Blutzellen oder dem Zustand von Leber, Milz und Knochenmark. Von E h r l i c h erst haben wir gelernt, die Trennung ausschließlich nach morphologischen Gesichtspunkten vorzunehmen und unterscheiden die Lymphzellenleukämie und die Knochenmarkzellenleukämie, ganz unabhängig von den sonstigen klinischen Erscheinungsformen. Diese Lehre ist viele Jahre hindurch dem Ansturm hervorragender Histologen und Kliniker ausgesetzt gewesen, aber sie hat sich siegreich behauptet und steht heute wohl unbestritten da.

E h r l i c h lehrte auch die einseitige Vermehrung der polynukleären neutrophilen Leukocyten, selbst wenn sie noch so hohe Zahlenwerte erreichen, als banale Hyperleukocytose scharf zu trennen von der myeloiden Leukämie, für die er folgende Kennzeichen angab: Erstens das Auftreten von mononukleären gekörnten Leukocyten, „Myelocyten" genannt, und zwar sowohl der neutrophilen wie der eosinophilen Art; diese Zellformen sind zwar normale Bestandteile des Knochenmarks, im strömenden Blut aber nur in bestimmten Zuständen zu finden. Zweitens die Beteiligung aller drei Typen granulierter Zellen, der neutrophilen, acidophilen und basophilen an der Zellvermehrung im Blut. Drittens das Auftreten atypischer Zellen, zum Beispiel von Zwergformen verschiedener Arten weißer Blutkörperchen, sowie von Kernteilungsfiguren. Viertens das reichhaltige Auftreten kernhaltiger roter Blutkörperchen. Finden sich diese Merkmale in einem Blut vereinigt, so ist die Diagnose der myeloiden Leukämie auch zu stellen, selbst wenn die absolute und relative Vermehrung der weißen Blutzellen noch bei weitem nicht die Zahlenwerte mancher einfachen Hyperleukocytosen erreicht.

Ein Beispiel dafür, wie Ehrlich ein einmal aufgenommenes Problem bis in seine letzten Beziehungen verfolgt, können wir darin sehen, daß er auch zuerst darauf hingewiesen hat, daß unter verschiedenartigen Bedingungen, am deutlichsten bei der myeloiden Leukämie, das lymphatische Gewebe, Milz und Lymphdrüsen, eine teilweise myeloide Umwandlung erfahren kann, welche zum Teil die Überproduktion der Granulocyten bestreitet.

Von ebenso großem Erfolge waren die Untersuchungen begleitet, die Ehrlich auf die anderen geformten Bestandteile des Blutes, die Erythrocyten, verwandte. Er suchte zunächst die Eigenschaften ihres Protoplasma zu ergründen, die ihnen eine so eigenartige Stellung unter allen zelligen Bestandteilen des Körpers anweisen. Er wies auf ihre Fähigkeit hin, ebenso in unversehrtem Zustande, wie nach Fragmentierung die eigenartige Diskusform zu bewahren und gab ihrer Zellsubstanz deshalb den bezeichnenden Namen „Diskoplasma"; diesem Diskoplasma schrieb er auch die unter gewissen Umständen sich zeigende aktive Beweglichkeit der Blutscheiben zu; weiterhin die Fähigkeit, das eingelagerte Haemoglobin vor einer fehlerhaften Oxydation der Umwandlung in Methaemoglobin, zu bewahren; auch die Bildung des Haemoglobins selbst kommt nach Ehrlichs Ansicht innerhalb der Scheibe zustande und ist eine Funktion des Diskoplasma. Wie in einer späteren Epoche seines Schaffens Ehrlich die roten Blutkörperchen als Träger und Übermittler der mannigfachsten Substrate des inneren Stoffwechsels kennen lehrte, wird weiter unten der Abschnitt über die Seitenkettentheorie zeigen.

Mit Hilfe seiner Farbenanalyse entdeckte Ehrlich noch eine ganze Reihe von Veränderungen, die mit den bis dahin geübten Methoden niemals zu erkennen möglich gewesen wären. Er zeigte, daß in anämischen Zuständen, wie auch im experimentellen Hungerzustand eine Änderung des färberischen Verhaltens sich geltend macht, die nur durch eine Veränderung der chemischen Struktur der Scheibe erklärbar ist. Während das normale rote Blutkörperchen in einem Eosin-Haematoxylin-Gemisch sich rein rot im Ton des Eosin färbt, nimmt es bei den erwähnten Zuständen eine Mischfarbe zwischen Eosin und Haematoxylin an, die mehr oder weniger stark ausgeprägt ist. Ehrlich hat dies Verhalten als „anämische Degeneration" bezeichnet und in Verbindung mit der Weigert'schen Koagulationsnekrose gebracht; später hat er anerkannt, daß auch bei gesteigerter Regeneration ähnliche Abweichungen vom Normalen beobachtet werden. Er entdeckte auch zuerst im Protoplasma der Erythrocyten allerfeinste und gröbere, mit Methylenblau sich färbende Körperchen, die natürlich nicht das mindeste mit den Granulis der Leukocyten zu tun haben und sah in dieser „methylenblauen Entartung" ebenfalls eine Funktionsstörung des Diskoplasma in der Neubildung des Haemoglobins; später wurden die so veränderten roten Blutkörperchen unter der Bezeichnung „punktierte Erythrocyten" viel studiert und haben eine ganze Literatur hervorgerufen.

Daß kernhaltige rote Blutkörperchen zuweilen auch im Blut auftreten, war schon von vielen Beobachtern beschrieben worden. Ehrlich wandte dieser Erscheinung sein intensivstes Studium zu. Er lehrte je nach ihrer Größe, Kernbeschaffenheit und Färbbarkeit drei Typen zu unterscheiden: Die Normoblasten, die Megaloblasten und die Mikroblasten, und wies ihre klinische und funktionelle Bedeutung nach. Die Normoblasten sind die im funktionierenden Knochenmark des gesunden Erwachsenen stets vorhandenen Vorstufen der kernlosen Scheiben; die Megaloblasten kommen unter physiologischen Verhältnissen nur im embryonalen Blut und während der ersten Zeit des postfötalen Lebens im Knochenmark des Kindes vor. Treffen wir sie im strömenden Blut des Erwachsenen, so sind sie ein

Symptom einer sehr schweren Störung der Blutbildung. Häufiger und leichter werden diese Störungen dadurch erkennbar, daß die aus den Megaloblasten durch Karyolysis hervorgegangenen Megalocyten in sehr viel größerer Zahl im Blut auftreten; unabweisbar ist dann der Schluß: wenn Megalocyten im strömenden Blut sich finden, muß das Knochenmark zum mindesten stellenweise Megaloblasten enthalten, es hat also ganz oder teilweise wieder den embryonalen Typus der Blutbildung angenommen.

Aus dieser Entdeckung gewann Ehrlich das wertvollste Hilfsmittel für die Diagnose der progressiven perniciösen Anämie, auch „Biermer'sche Krankheit" genannt, für die bis dahin zwar eine ganze Anzahl diagnostischer Kennzeichen angegeben worden waren, aber ausnahmslos für die Dauer sich nicht als stichhaltig erwiesen hatten. Jetzt hat dank Ehrlichs Forschungen derjenige, der ihn mit Kritik zu handhaben weiß, einen sicheren Maßstab in der Hand, um die progressive perniciöse Anämie von der Anaemia simplex zu trennen. Auch über das Wesen dieser noch immer sehr rätselvollen Krankheit haben Ehrlichs Lehren manchen Aufschluß gegeben; seine Ansicht, daß irgendwelche Gifte, — wie z. B. das später von der Bothriocephalus-Anämie mit fast völliger Gewißheit nachgewiesen worden ist — in spezifischer Weise das Knochenmark zu einer anderen höchst deletären Art der Blutbildung umstimmen, wird heute von den meisten Haematologen und Klinikern geteilt.

Neben der einfachen Anämie mit normalem Regenerationstypus, von dem Ehrlich uns ebenfalls wertvolle Einzelheiten kennen lehrte, und der progressiven perniciösen Anämie mit megaloblastischer Regeneration wies er auch als erster eine seither vielfach beschriebene dritte Form schwerster Anämie nach, die „aplastische Anämie", die durch das Ausbleiben jeglicher Regeneration gekennzeichnet ist. Es kann sich hier sowohl um eine von vornherein bestehende Schwäche des Markes handeln, die nicht einmal den Schaden eines schwereren Blutverlustes auszugleichen imstande ist, als auch um eine so schwere Schädigung, z. B. eine Intoxikation, daß selbst ein vollkräftiges Knochenmark wie gelähmt jede Tätigkeit versagt.

Auch der Versuch Ehrlichs, den dunklen Vorgang der paroxystischen Haemoglobinurie aufzuhellen, ist fruchtbar gewesen. Er legte einer solchen Anfällen ausgesetzten Patientin eine elastische Ligatur um einen Finger und tauchte diesen dann eine Viertelstunde lang in eiskaltes und in laues Wasser; das der Fingerkuppe danach entnommene Blut zeigte deutliche Haemoglobinämie, zahlreiche Poikilocyten und Mikrocyten, Blutschatten, blutkörperhaltige Zellen und einige andere Veränderungen. Erst später, bei seinem Studium der Haemolyse, stellte Ehrlich die Hypothese auf, daß in derartigem Blut unter dem Einfluß der Kälte ein ambozeptorartiger Stoff von dem eigenen Blutkörperchen verankert wird.

Bei seinen ausgedehnten Studien über die Wirkung von Blutgiften fand Ehrlich eine weitere Entartung der roten Blutkörperchen. Es bilden sich nämlich in ihrem Innern unter dem Einfluß bestimmter Gifte ein oder mehrere kugelige Gebilde, die das Haemoglobin in einer widerstandsfähigeren Verbindung, vielleicht als Methaemoglobin enthalten, und sich durch eine besondere Färbbarkeit auszeichnen: „haemoglobinämische Innenkörper".

An dieser Stelle müssen ferner noch zwei Methoden wenigstens mit einem Wort erwähnt werden, bei denen sich Ehrlich ebenfalls des Bluttrockenpräparates bediente: der Nachweis des Glycogens im Blute, der wichtige Aufschlüsse zur Theorie des Diabetes mellitus gab und die Prüfung der Verteilung des Alkali im Blute. — —

Wenn Ehrlich nichts weiter geleistet hätte, als die moderne klinische Morphologie des Blutes zu schaffen, in solcher Vollendung, daß unzählbare Arbeiten nach ihm nichts wesentlich Neues hinzufügten, sondern nur die seinigen bestätigten und ergänzten, würde ihm in der Geschichte der Medizin für immer ein hervorragender Platz gesichert sein.

*

Noch während **Ehrlich** mit solchem Erfolg um die Erforschung des toten Objektes durch die Farbenanalyse bemüht war, begann er, mit denselben Mitteln an die Ergründung der **Lebensvorgänge** in der Zelle zu gehen und schon im Jahre 1885 konnte er in seiner Monographie: „**Das Sauerstoffbedürfnis des Organismus**" das Ergebnis seiner Versuche und Überlegungen zusammenfassen. Der an Einzeltatsachen und Gedanken unerschöpflich reiche Inhalt dieses Jugendwerkes möge hier so knapp, als leider geboten ist, gekennzeichnet werden.

Das Leben der Zelle stellt einen steten Wechsel von Oxydation und Reduktion dar, und so kann die Größe des Sauerstoffumsatzes einen Maßstab für die Intensität des Lebensvorganges abgeben. Wir haben von vornherein zu erwarten, daß die verschiedenen Gewebe und die gleichen Gewebe verschiedener Orte außerordentlich große Gradunterschiede zeigen, daß z. B. der Sauerstoffbedarf höchst organisierter Elemente, wie der Ganglienzellen oder der Muskelfasern, ein wesentlich größerer ist als der indifferenter Gewebe, und daß in dieser Hinsicht auch große Unterschiede beispielsweise zwischen den verschiedenen Muskelgruppen bestehen müssen, je nach ihrer Beanspruchung. Schon **Pflüger** hatte solche Unterschiede experimentell durch abgestufte Unterbindungen der Sauerstoffzufuhr nachweisen können, aber seine Methode konnte ein tieferes Eindringen nicht ermöglichen.

Ehrlich entnahm wiederum der Farbstoffchemie die Werkzeuge, die ihn auch der Lösung dieser schwierigen Aufgabe näher bringen sollten. Er suchte nach Farbstoffen, die durch Reduktion leicht in farblose Leukoverbindungen überführt werden, aber ebenso glatt durch Reoxydation ihre Farbe wieder annehmen. Diese Oxydierbarkeit und

Reduzierbarkeit eignet selbstverständlich den verschiedenen Substanzen in verschiedenen Graden, und es ist klar, daß ein leicht reduzierbarer Körper seinen Sauerstoff schon an ein Protoplasma mit geringer O-Avidität abgibt, während einem schwer reduzierbaren Körper der Sauerstoff erst bei höchsten Graden des O-Bedarfs der Zellen entrissen wird. Dasselbe gilt in entsprechender Umkehrung von der Reoxydation der Substanzen.

Ehrlich wählte nun hauptsächlich zwei Farbstoffe aus, die in der glücklichsten Weise seinen Anforderungen entsprachen: das schwerer reduzierbare Alizarinblau und das durch Reduktion leicht entfärbbare Indophenol. Beide Farbstoffe sind in Wasser unlöslich und deshalb besser als lösliche verwertbar; denn sie werden in einem Vorgang, ähnlich dem der Phagocytose, eher von der Zelle aufgenommen als die gelösten, denen die Zellmembran ein schwer übersteigbares Hindernis entgegensetzt. Umgekehrt könnten die von dem Protoplasma reduzierten Farbstoffe, wenn sie gelöst in die Zellen eingedrungen sind, durch zu schnelle Diffusion sich der Feststellung entziehen.

Spritzt man einem Kaninchen eine mittlere tödliche Dosis von Alizarinblau ein, so sieht man schon nach 10 bis 15 Minuten eine bläuliche Färbung der Haut und Schleimhäute sich ausbilden, und rasch treten allgemeine Vergiftungserscheinungen von seiten des Nervensystems auf. Tötet man das Tier auf der Höhe der Vergiftung, so findet man die Mehrzahl der Organe blau gefärbt und eine geringere Zahl farblos, die aber unter dem Einfluß der Luft sich auch bald bläuen; dies sind die Organe, in denen der Farbstoff reduziert worden ist. Das meiste Blau enthält die Glandula submaxillaris, wesentlich weniger die anderen Speicheldrüsen, Lymphdrüsen, das Blutserum, Lymphe, Muskulatur und graue Substanz des zentralen Nervensystems; von diesen Organen reduzieren einige noch post mortem den Farbstoff; von vornherein aber enthalten das Leukoprodukt unter anderem Leber, Nierenrinde, Lunge. Da es auf Einzelheiten hier nicht ankommt, sei aus den Versuchen mit Indophenol nur erwähnt, daß dieser Farbstoff, eben weil er viel leichter reduzierbar ist, in der überwiegenden Zahl der Organe in die Leukoverbindung übergeht, z. B. im Herzen, in der grauen Hirnsubstanz, in einzelnen Muskeln, wie Zwerchfell, Augen-, Kehlkopf-, Zungen-, Schnauzenmuskulatur. Niemals aber konnte Ehrlich beobachten, daß Organe, die das Alizarinblau reduzierten, dem Indophenol seine Farbe ließen. Das Verhalten gegenüber diesen beiden Farbstoffen gibt somit schon einen Gradmesser für die Größe der Sauerstoffgier eines bestimmten Organes ab, und durch Verwendung zahlreicher weiterer Farbstoffe läßt sich bei derselben Versuchsanordnung eine ganze Skala des Sauerstoffbedarfs ableiten.

Der Gewinn aus diesen Beobachtungen war zunächst die Erkenntnis, daß das lebendige Protoplasma zu ganz außerordentlichen Reduktionsleistungen befähigt ist, eine Erkenntnis, die im Gegensatz stand zu den damals herrschenden Anschauungen des großen Physiologen Pflüger, der eine vollkommene Sättigung der Sauerstoffaffinitäten des Protoplasma annahm. Bestünden Pflügers Ansichten zu Recht, so wäre eine reduzierende Leistung des vitalen Protoplasma undenkbar. Ferner konnte Ehrlich durch seine Arbeit eine topische Verschiedenheit der Sauerstoffavidität im Organismus aufdecken, wie die eben angeführten Beispiele zeigen. Aber nicht nur im Makrokosmos des ganzen Organismus, sondern auch im Mikrokosmos des Protoplasmamoleküls nimmt Ehrlich verschiedene Grade der Sauerstoffaffinität für die verschiedenen Moleküle an, und er faßt seine Schlüsse in folgende knappe Sätze zusammen:

„Die erste Zone umfaßt die Orte der höchsten Sauerstoffaffinität; sie verharrt während der normalen Tätigkeit der Organe stets in gesättigtem Zustande und stellt somit, da sie erst im Notfall, wenn die Zelle unter Sauerstoffmangel existieren soll, verwandt wird, die Sauerstoffreserve des Protoplasma dar. Die zweite Gruppe enthält diejenigen Sauerstofforte, die während der normalen Tätigkeit der Zelle funktionieren, indem sie hierbei bald oxydiert, bald reduziert werden; die dritte diejenigen, die auch während der normalen Tätigkeit der Zelle stets unbesetzt bleiben, und die daher eine kontinuierliche Zugkraft auf den Blutsauerstoff ausüben. Es folgt aus dieser Definition, daß das funktionierende Protoplasma gleichsam ein Janusgesicht besitzen muß, indem es einerseits durch Vermittlung seiner sauerstoffgesättigten Orte bestimmte Verbindungen oxydieren und andere Verbindungen mit Hilfe der ungesättigten Gruppen reduzieren kann." — —

So gibt dieses Jugendwerk Ehrlichs, das er selbst für eine seiner wichtigsten und bedeutendsten Schöpfungen gehalten hat, eine Lösung von grundsätzlichen wichtigen Fragen der Biologie, bei einer Fülle wertvollsten Materials an Versuchsanordnungen, Ergebnissen und ihren Deutungen, und es stellt eine Fundgrube ungehobener Schätze von neuen Problemen dar, die den physiologischen und pharmakologischen Laboratorien auch noch heute Arbeitsstoff für viele Jahre geben könnte.

Noch bemerkenswerter erscheint aber uns, die wir heute auf Ehrlichs ganzes Lebenswerk zurückschauen, wie in dieser Arbeit des jungen Forschers schon die später so berühmt gewordene Seitenkettentheorie in völliger Klarheit vor uns liegt. In Anlehnung an die Chemie, speziell die der Farbstoffe, die die Abhängigkeit bestimmter Funktionen der chemischen Substanzen von bestimmten Molekulargruppierungen lehrt, stellt Ehrlich hier das Gesetz auf, daß auch im „lebenden Protoplasma ein Kern von besonderer Struktur die spezifische, eigenartige Zelleistung bedinge, und daß an diesen Kern sich als Seitenketten Atome und Atomkomplexe anlagern, die für die spezifische Zelleistung von untergeordneter Dignität sind nicht aber für das Leben überhaupt. Alles weist darauf hin, daß eben die indifferenten Seitenketten es sind, die den Ausgangs- und Angriffspunkt der physiologischen Verbrennung darstellen, indem ein Teil von ihnen die Verbrennung durch Sauerstoffabgabe vermittelt, der andere hierbei konsumiert wird".

*

In dieser großen Arbeit hatte die Heranziehung der Farbstoffchemie zur Erforschung von Lebensvorgängen sich so fruchtbar erwiesen, daß Ehrlich nun weiterhin planmäßig die Methode der „vitalen Färbung" ausbaute, die völlig anderen Gesetzen als die bis dahin ausschließlich geübten postmortalen Färbungen unterliegt, aber nur in der Hand eines großen Chemikers und Biologen Erfolg haben konnte. „Will man die Funktionen der lebenden Zelle", sagt Ehrlich, „kennen lernen, so muß man die normalen Gewebe mitten auf der Höhe ihrer Funktion tingieren, d. h. den Färbungsakt in den Organismus selbst verlegen. Es ergibt sich hieraus die Notwendigkeit der vitalen Farbzuführung, und ich glaube, daß die schwierigen und bedeutungsvollen Fragen des Zellebens, die jeder anderen Untersuchungsweise trotzen, nur auf diesem Wege einer befriedigenden Lösung entgegensehen."

Die reichsten, unvergänglichen Ergebnisse lieferte die Anwendung des von Ehrlich in der Histologie zuerst verwendeten Methylenblau. Wurde dieses in geeigneter Weise dem lebenden Tier eingespritzt, so zeigte sich seine außerordentliche Verwandtschaft zu den feinsten Verzweigungen des Achsenzylinders der Nervenfasern, und es wurde dadurch möglich, die Nervenendigungen mit einer Deutlichkeit zu verfolgen und darzustellen, die damals und auch heute noch durch keine andere Methode erreichbar war und ist. Und nicht nur das Topographische war durch diese Entdeckung in ungeahntem Maße bereichert, sondern durch das verschiedene färberische Verhalten auch der Nachweis erbracht, daß die Fortsätze der Ganglienzellen durchaus verschiedener Natur sein müssen. Denn ihre geraden Fortsätze zeigen nur eine sehr geringe Affinität zum Methylenblau, während die Spiralfaser sich intensiv blau färbt. In dem gefärbten Präparat kann man verfolgen, daß die Spiralfaser durch Auflösung in feinste Fibrillen ein engmaschiges, die Zelloberfläche umflechtendes Netz bildet. Von diesem Netz lösen sich einzelne Reiser ab, die, auf der Oberfläche der Zelle verlaufend, distinkte mit knopfförmigen terminalen Anschwellungen versehene Endbüschel bilden. Ehrlich vermißte dieses Endnetz in keiner Zelle des Sympathicusstammes und erklärte es deshalb für ein Charakteristikum aller sympathischen Zellen.

Der Achsenzylinder verschmilzt demnach nicht mit der Nervensubstanz der Zelle zu einem einheitlichen Ganzen, sondern endet auf ihr scharf abgesetzt gleichwie auf einem dishomogenen Material.

Auch der Übergang der Nervenfaser in die Ganglienzelle verhält sich der Farbe gegenüber anders als die benachbarten Teile, indem das kurze Zwischenstück vermöge geringerer Reduktion vorübergehend eine eigentümlich grünlich-blaue Färbung zeigt.

Der Achsenzylinderfortsatz der multipolaren Ganglienzellen scheint dem Leibe derselben angelagert zu sein, während die Protoplasmafortsätze als wirkliche Ausläufer des Protoplasmas ihren Namen mit vollstem Recht führen. Diese Unterscheidung zwischen Zellansätzen und Zellfortsätzen ist, wie Edinger hervorhebt, ein Geistesblitz Ehrlichs, der die viel später auftauchende Neurontheorie eigentlich vorausnimmt.

Wie die färberischen Differenzen, die Ehrlich auf die größere oder geringere Sauerstoffsättigung, bzw. Reduktionskraft bezieht, zu der Annahme verschiedenartiger physiologischer Funktionen der einzelnen Teile zwingen, so bahnt ihre Kenntnis auch das Verständnis mancher pharmakologischer Wirkungen an.

Ehrlichs Schüler H. Aronson hat unter seiner Leitung die zuerst beim Frosch gewonnenen Ergebnisse beim Säugetier durchweg bestätigen können und durch höchst wertvolle Untersuchungen erweitert. Später hat Ehrlich sich auf diesem Gebiete nicht mehr selbst betätigt, aber seine Entdeckung hat eine Reihe hervorragender Anatomen, Physiologen und Neurologen zu weitausgreifenden Untersuchungen und eine unübersehbare Literatur über dieses Thema angeregt und somit auch auf diesem Spezialgebiet den Namen ihres Urhebers verewigt.

Die neurotrope Wirkung des Methylenblau hat Ehrlich später gemeinsam mit A. Leppmann zu Versuchen veranlaßt, um mit dem Farbstoff Schmerzen zu beeinflussen. In zahlreichen Fällen hat sich dieser Vorschlag als segensreich erwiesen und manche schwere Neuralgie, insbesondere Formen von Ischias, die anderen Behandlungsmethoden monatelang getrotzt hatten, konnten nach kurzer innerer Darreichung des Farbstoffes geheilt werden. Im Zusammenhang hiermit sei auch die von Ehrlich gemeinsam mit P. Guttmann erprobte Anwendung des Methylenblau als Heilmittel für Malaria erwähnt; die im mikroskopischen Präparat nachweisbare Affinität des Malariaplasmodiums zu dem Farbstoff kommt in zahlreichen Fällen, bei denen aus irgendeinem Grunde Chinin nicht anwendbar oder wirkungslos ist, mit glücklichem Heilerfolge zum Ausdruck.

Auf ein dem internen Kliniker scheinbar fremdes Gebiet führte Ehrlich eine Versuchsreihe, die er anstellte, um die feineren Vorgänge bei der Ernährung des Auges zu ermitteln. Es reizte ihn der Gedanke, ob es wohl möglich sein möchte, in vivo mit bloßem Auge durch die transparente Hornhaut hindurch eine Saftströmung wahrzunehmen, zu deren Nachweis bis dahin sehr unsichere, sehr umständliche und nur postmortal verwendbare Methoden herangezogen worden waren. Nach diesen Überlegungen benützte er das Fluorescëin, welches auf dem dunklen Untergrund der Pupille noch in der enormen

Verdünnung von 1:2,000.000 mit hellgrüner Farbe sichtbar ist; es wird beim Tier intravenös, beim Menschen — zur Demonstration im klinischen Unterricht — per os gegeben, ohne jede andere Allgemeinwirkung, als daß für 24 Stunden eine leichte Grünfärbung der Haut entsteht. Zwei Minuten nach der Darreichung blitzt, wie mit einem feinsten Pinselstrich gezogen, ein hellgrüner Streifen in der Vorderkammer auf („Ehrlichsche Linie"). Zwar ist Ehrlich selbst später zu der Überzeugung gekommen, daß es sich hier nicht um den Ausdruck einer Sekretion, sondern um den einer Wärmeströmung handelt, aber trotzdem ist seine Entdeckung von großer Bedeutung geworden. Unter seiner ständigen Anteilnahme ist sie später von seinem Schüler C. Hamburger vertieft und erweitert worden, und wir verdanken ihr den Beweis, daß Iris und Linse wasserdicht aufeinanderpassen und ein Sekretstrom zwischen beiden nicht existiert, eine Lehre, die sowohl die herrschenden Anschauungen von der Ernährung des Auges gewaltig beeinflussen mußte, aber auch für das Verständnis und die Behandlung wichtiger Krankheiten, wie des Glaukoms, bedeutungsvoll geworden ist. Denn früher glaubte man, einziges Resorptionsorgan des Auges sei der Schlemmsche Kanal; Hamburger aber wies mit Ehrlichs Methode nach, daß auch die Iris ein sehr wichtiges Resorptionsorgan ist, das mit abertausend Krypten in das Kammerwasser eintaucht. So erklärt sich die meist direkt schädliche Wirkung der Iridektomie beim chronischen entzündungsfreien Glaukom, wo die Iris atrophisch ist, die Verkleinerung der Resorptionsfläche also nicht mehr vertragen wird.

Auch das Neutralrot verwandte Ehrlich zur Färbung am lebenden Tier, indem er den nur sehr wenig giftigen Farbstoff den Versuchstieren einspritzte oder Kaulquappen viele Tage in einer sehr dünnen Lösung des Farbstoffes hielt. Die Wirkung dieser Färbung tritt in sehr schöner Weise in der Darstellung von Granulis zahlreicher Zellen zutage, die zum Teil auf keine andere Weise gelingt.

Durch Anwendung weiterer Farbstoffe konnte Ehrlich noch eine Reihe anderer ganz spezifischer Affinitäten verschiedener Organe, auch von Geschwulstzellen, sowie den Übergang von Farbstoffen von der Mutter auf den Fötus studieren. Die Affinität zur Nervensubstanz, die das Methylenblau an den Tag legte, seine „Neurotropie", wies Ehrlich auch bei anderen Farbstoffen nach, u. zw. vorzugsweise bei basischen, während saure Farbstoffe nur sehr wenig und die Sulfosäuren der Farben gar keine Neurotropie besitzen. Die Neurotropie eines Farbstoffes ist fast regelmäßig mit einer „Lipotropie", einer Affinität zum Fettgewebe, verbunden. Daß Nerven- und Fettgewebe die basischen Farbstoffe leichter an sich zu reißen vermögen als die sauren, führte Ehrlich auf die alkalische Reaktion des Blutes und der Gewebssäfte zurück, die naturgemäß eine viel festere Bindung der sauren Substanzen bedingt.

Diese Versuche über Beziehungen zwischen **chemischer Konstitution und Wirkung** dehnte Ehrlich auch auf andere pharmakologisch wichtige Körper aus. So wies H. Aronson unter seiner Leitung nach, daß auch Antifebrilia (Antifebrin, Phenazetin und deren Derivate) durch Einführung saurer Gruppen in das Molekül an Wirkung einbüßen. Bei Studien über Cocainvergiftung fand Ehrlich eine eigenartige Leberveränderung (Schaumleber) der getöteten Mäuse und zeigte nun, daß die anästhesierende und die leberschädigende Eigenschaft der Substanz ganz verschiedenen Atomgruppen zuzuschreiben sind, und in dem ihm von dem Chemiker Einhorn zur Verfügung gestellten Material konnte er schon damals solche Modifikationen des Cocains ausfindig machen, die bei merklich geringerer Organschädigung eine verstärkte anästhetische Wirkung auszuüben imstande waren.

In experimentellen Arbeiten über das Thallin und seine Homologen, das Ortho-Thallin und das Anathallin, kam Ehrlich zu dem interessanten Ergebnis, daß die fieberherabsetzende Wirkung des Mittels und seine ausgesprochene Lipotropie Funktionen ganz verschiedener Atomgruppierungen sind. (Hierbei seien auch die von Ehrlich gemeinsam mit Laquer durchgeführten klinischen Versuche erwähnt, mit Hilfe kontinuierlicher Thallindarreichung zu einer konsequenten antipyretischen Behandlung des Typhus abdominalis zu gelangen.)

*

Nur noch in losem Zusammenhang mit dem Gebiet der vitalen Färbung steht ein Verfahren, das Ehrlich 1882 unter dem Titel „Über eine neue Harnprobe" mitteilte. Er benützte die Eigenschaft der Diazoverbindungen, mit einer großen Zahl von Körpern Farbstoffe zu bilden (über den Chemismus s. S. 69), um gewisse, zu den aromatischen Körpern gehörige Produkte eines stark erhöhten Eiweißzerfalls im Harn nachzuweisen; unter dem Namen „Diazoreaktion" ist die Methode bei den Medizinern populär geworden. Ehrlich versetzte Sulfanilsäure mit Natrium nitrosum in beständigem Verhältnis und mischte diese Lösung unter Zusatz von Ammoniak mit gleichen Teilen Harno. In normalem Harn und bei den meisten Erkrankungen bleibt eine Farbstoffbildung aus; in einer Reihe von fieberhaften Krankheiten, Typhus abdominalis, Morbilli, Miliartuberkulose, seltener bei Scarlatina, Diphtherie und Sepsis, erhält man eine tiefrote Färbung der Probe und besonders des Schüttelschaums; negativ ist namentlich der Ausfall bei Meningitis und Polyarthritis. Die Prognose der Lungenphthise ist bei dem positiven Ausfall der Probe unbedingt schlecht zu stellen. Ihre größte Bedeutung hat sie aber für die Diagnose des Typhus abdominalis gewonnen und sie ist auch heute noch nicht aus der Klinik verdrängt, trotz der Überlegenheit der serologischen und bakteriologischen Methoden.

Ehrlich gab der Probe noch eine Reihe von chemisch interessanten, aber praktisch nicht zu Bedeutung gelangten Modifikationen (s. S. 69).

Eine weitere hochbedeutsame Entdeckung ist hier zu erwähnen, die in das Gebiet der Farbenanalyse gehört: die der Säurefestigkeit des Tuberkelbazillus und die darauf beruhende Methode des mikroskopischen **Tuberkelbazillennachweises**, die mit nur unwesentlichen Abänderungen noch heute als die beste anzusehen ist. Schon einen Tag nachdem Robert Koch seine große Entdeckung des Tuberkelbazillus bekanntgegeben hatte, konnte Ehrlich ihm die neue Methode vorlegen, und Koch selbst hat anerkannt, daß dadurch erst seine Entdeckung für die Praxis Wert gewann, „während sich sonst wohl nur wenige Forscher mit den Tuberkelbazillen befaßt haben würden". Die ungeheure Bedeutung dieser Vereinfachung des Bazillennachweises für die Medizin und Hygiene braucht hier nicht auseinandergesetzt zu werden.

III.
Immunitätsforschung und Seitenkettentheorie.

Die Untersuchungen über den Tuberkelbazillus sollten aber Ehrlich in gewisser Hinsicht verhängnisvoll werden. Er infizierte sich selbst dabei mit Tuberkulose und mußte anderthalb Jahre seiner Heilung wegen im Auslande zubringen. Als er in die Heimat zurückkehrte, beherrschte Robert Kochs Erfindung des Tuberkulins die Krankenhäuser und die Laboratorien; die Bakteriologie lockte alle Kräfte an, denn Schlag auf Schlag erfolgten die großen, theoretisch und praktisch bedeutsamen Entdeckungen, besonders der Pasteurschen und Kochschen Schule. Die Entdeckung des Diphtherietoxins durch Roux und Yersin, ihre erfolgreichen Versuche, Tiere gegen dieses Gift zu immunisieren, die Entdeckung des Diphtherieantitoxins durch Behring, wiesen den Forschern völlig neue und aussichtsreiche Bahnen. Das Problem der

Immunität, aus uralten Erfahrungen sich erhebend, aber für die experimentelle Forschung bis dahin unfaßbar, unter den Händen zerrinnend, harrte nun, reichen Erfolg verheißend, der systematischen Bearbeitung. Mit genialer Intuition schuf sich **Ehrlich** eine völlig originale Methode, die scheinbar weit ab vom Wege führte, ihn aber sehr bald an die Spitze aller Erforscher dieses Gebietes brachte. Statt der schwer darstellbaren und schwer dosierbaren Bakteriengifte wählte er die **pflanzlichen Toxalbumine des Rizins, des Abrins und des Robins**, zeigte, daß durch Fütterung und Einspritzung die Versuchstiere gegen diese außerordentlich starken Gifte rasch zu immunisieren seien, gewann eine ebenso einfache wie sichere Methodik der Immunisierung und gelangte zu scharfen quantitativen Gesetzen der Immunität, für die es bis dahin an jeder Voraussetzung gefehlt hatte. Die erzielten Grade der Immunität waren verblüffend: Zum Beispiel konnten Mäuse mit Hilfe des einfachen „Keksverfahrens" schon nach zehn Tagen gegen die tödliche Dosis des Rizins gefestigt sein und durch nachfolgende Injektionen sehr bald auch gegen das Tausendfache bis zum Fünftausendfachen der tödlichen Dosis völlig unempfindlich werden, ohne in ihrer Gesundheit irgendeine Einbuße erlitten zu haben.

Der Gewinn dieser scheinbar doch für die menschliche Pathologie ganz belanglosen Versuche — denn Rizinvergiftungen usw. kommen so gut wie niemals vor — liegt in erster Reihe darin, daß mit Hilfe dieser praktikablen Substanzen eine Methodik geschaffen wurde, die sich dann fast buchstäblich auf die Immunisierung gegen Bakteriengifte übertragen ließ, daß ferner das Problem der Immunität nach allen Richtungen in viel bequemerer und sicherer Weise erforscht werden konnte, als mit den Bakteriengiften; daß ferner erst mit Hilfe dieser Methoden eine quantitative, zahlenmäßige Behandlung des ganzen Immunitätsproblems, sowie die Erkennung einer „Immunisierungskurve" ermöglicht wurde. **Ehrlich** konnte an dem Beispiel dieser

Pflanzengifte die allgemeinen Beziehungen zwischen Toxin und Antitoxin gesetzmäßig bestimmen, u. zw. nicht nur im Tierversuch, sondern auch, was einen gewaltigen methodischen Fortschritt bedeutete, im Reagenzglas.

Die von Kobert beschriebene Wirkung des Rizingiftes, rote Blutkörperchen mancher Tierarten zu verklumpen, wurde durch das Antirizin glatt aufgehoben, und ebenso in genau quantitativer Weise die Giftwirkung des Rizins auf das lebende Tier durch Mischung mit dem Antitoxin vereitelt; erst auf diese Weise konnte der zwingende Beweis erbracht werden, daß das Toxin vom Antitoxin durch chemische Bindung direkt paralysiert wird, und eine Mitwirkung des lebenden Körpers für die Funktion des Antitoxins nicht notwendig ist.

Auf Grund dieser Untersuchungen kam Ehrlich zu der Aufstellung der wichtigen Grundbegriffe der aktiven, d. h. durch Behandlung mit Giften erworbenen Immunität, und dem der passiven Immunität, die durch Einverleibung des aus dem Blutserum aktiv immunisierter Tiere gewonnenen Antitoxins erzeugt wird. Ferner konnte Ehrlich mit mathematischer Klarheit nachweisen, daß die Immunität von der Mutter auf den Fötus sich nur in ganz geringem Maßstabe vererbt, daß aber erhebliche Mengen des Antitoxins durch die Milch auf den Säugling übergehen und eine passive Immunität recht hohen Grades, wenn auch ihrem Wesen entsprechend nur vorübergehend, verleihen — „Ammenversuch". — Aus diesen Versuchen, die nach ihren klaren, einfachen Anordnungen und den fundamental wichtigen Ergebnissen zu den klassischen der experimentellen Medizin in allen Zeiten gerechnet werden werden, gewann die Immunitätslehre in Theorie und Praxis die fruchtbarste Anregung. Behring hat das unsterbliche Verdienst, das Diphtherieantitoxin gefunden und in die Therapie eingeführt zu haben, aber erst Ehrlich ermöglichte es auf Grund der mit den Pflanzengiften gewonnenen Erfahrungen, die Diphtherie-Immunität der Pferde so hoch zu treiben, daß sie wirklich hochwertiges, den praktischen Bedürfnissen immer genügendes Serum lieferten.

*

Auch die praktische Tuberkulintherapie verdankt Ehrlich und seinen Erfahrungen beim Studium der Immunität ihre Wiederbelebung, nachdem sie durch die anfängliche Anwendung zu starker Dosen nahezu ein völliges Fiasko erlitten hatte. Von Ehrlich rührt das Verfahren her, das heute das herrschende ist, wenn es auch im Laufe der Zeit natürlich weitere Ausgestaltung erfahren hat, die Tuberkulinbehandlung durch Einschleichen mit kleinsten Dosen ihrer Gefährlichkeit zu berauben und durch ganz allmähliche Steigerung zu hohen Wirkungen zu bringen.

*

Mit den bei den Pflanzengiften und dem Diphtherietoxin gewonnenen Erfahrungen und Anschauungen ausgerüstet, ging Ehrlich nun an die Erforschung der Konstitution der Toxine, speziell des Diphtheriegiftes, und arbeitete die Methode der Wertbestimmung des Diphtherieserums aus, die später von den meisten Staaten als obligatorisch angenommen worden ist. Es war eine außerordentlich schwere Aufgabe, die Ehrlich sich hiermit gestellt hatte, und ihre vollkommene Lösung war von ausgezeichneten Forschern für unmöglich erklärt worden.

Bei der Erforschung der Wirkung des Diphtherieantitoxins hatte Ehrlich die grundlegende Entdeckung gemacht, daß die Giftwirkung der Toxine auf den Organismus mit ihrem Bindungsvermögen für die Antitoxine nicht parallel geht, mit anderen Worten, daß im Toxin verschiedenartige Atomgruppen vorhanden sein müssen, erstens solche, die selbst ungiftig die Haftung des Giftes am Antitoxinmolekül oder am disponierten Organ des Tierkörpers besorgen („haptophore Gruppe"), und zweitens solche, die

die Giftwirkung ausüben („toxophore Gruppe"). Erstere zeichnet sich durch große Beständigkeit aus, die zweite ist sehr labil und fällt unter verschiedenen Einflüssen leicht der Zerstörung anheim. Diese Verschiedenheiten erschwerten die Analyse und Wertbestimmung des Toxins außerordentlich, aber in unzähligen scharfsinnigen Versuchen ist Ehrlich trotzdem zu einer restlosen Erledigung der Aufgabe gelangt. So fand er in den Lösungen des Diphtheriegiftes neben vollwertigen Toxinen andere Substanzen, „Toxoide", bei denen die haptophore Gruppe in voller Stärke vorhanden ist, während durch den Schwund des toxophoren Anteils die Giftwirkung nicht mehr zustande kommt. Es bleibt danach den Toxoiden die Fähigkeit, bei Injektion in den Tierkörper die Bildung von Antitoxinen anzuregen, ferner die, im Reagenzglas oder im Tierkörper das Antitoxin zu neutralisieren. Hinzu kommen die „Toxone", die eine geringere Avidität zum Antitoxin besitzen, aber auch qualitativ andere Giftwirkung ausüben, als das reine Toxin. Nach weiteren solchen Variationen in der Toxicität, Avidität und Stabilität entwarf Ehrlich ein funktionelles biologisches „Giftspektrum", das die ungeahnt komplizierte Zusammensetzung des Giftes aufzeigte und es in seine Bestandteile zerlegte, wie das Licht durch den Spektralapparat zerlegt wird.

Diese in der Hauptsache bei dem Diphtherietoxin gefundenen Gesetze fanden bei der Erforschung weiterer Gifte, wie Tetanustoxin, Staphylolysin, Schlangengiften, Ricin, Abrin usw., ihre Bestätigung und Ergänzung. Je weiter die Untersuchungen fortschritten, um so komplizierter erwiesen sich die Verhältnisse; selbst die toxophore Gruppe des Giftmoleküls ist kein einheitlicher Atomkomplex, sondern zerfällt in mehrere Bestandteile verschiedenartiger Wirkung. Durch diese Untersuchungen wurde nun auch manche klinische Erscheinung erklärlich, wie z. B. die Inkubationsperioden oder das Wechselvolle im Verlauf einer Tuberkulinbehandlung und ähnliches mehr.

Wie ein großer Maler schon mit den ersten Strichen die charakteristischen Linien eines Bildnisses hervortreten läßt, um dann Schritt für Schritt die Züge deutlicher erkennbar werden zu lassen, bis das Werk in letzter Vollendung den Beschauer hinreißt, so erleben wir, Ehrlichs Forschungen verfolgend, die Entstehung seiner größten wissenschaftlichen Tat, die Aufstellung der Seitenkettentheorie. Schon in den frühesten farbenanalytischen Studien angedeutet, im „Sauerstoffbedürfnis des Organismus" bereits klar ausgesprochen, findet sie in den Immunitätsarbeiten und im Toxinspektrum ihr sicheres experimentelles Fundament, und nach der glücklichsten Lösung einer kaum übersehbaren Zahl von Einzelfragen steht sie vor uns, ein gewaltiges Meisterwerk des Gedankens. Ihm können die Worte gelten, die wir in Helmholtz' Vortrag: „Das Denken in der Medizin" finden: „Die erste Auffindung eines neuen Gesetzes ist die Auffindung bisher verborgen gebliebener Ähnlichkeit im Ablauf der Naturvorgänge. Sie ist eine Äußerung des Seelenvermögens, welches unsere Vorfahren noch im ernsten Sinne „Witz" nannten; sie ist gleicher Art mit den höchsten Leistungen künstlerischer Anschauung in der Auffindung neuer Typen ausdrucksvoller Erscheinung. Sie ist etwas, was man nicht erzwingen und durch keine bekannte Methode erwerben kann. Darum haschen alle danach, die sich als bevorzugte Kinder des Genius geltend machen möchten. Auch scheint es so leicht, so mühelos, durch plötzliche Geistesblitze einen unerschwingbaren Vorzug vor den Mitlebenden sich anzueignen. Der rechte Künstler zwar und der rechte Forscher wissen, daß große Leistungen nur durch große Arbeit entstehen. Der Beweis dafür, daß die gefundenen Ideen nicht nur oberflächliche Ähnlichkeiten zusammenraffen, sondern durch einen tiefen Blick in den Zusammenhang des Ganzen erzeugt sind, läßt sich doch nur durch eine vollständige Durchführung derselben geben, für das neuentdeckte Naturgesetz also nur an seiner Übereinstimmung mit den Tatsachen. Es ist das nicht etwa als eine Wertschätzung nach dem äußerlichen Erfolge anzusehen, sondern der Erfolg hängt hier wesentlich zusammen mit der Tiefe und Vollständigkeit der vorausgegangenen Anschauung." — In solch strahlendem Licht erscheint uns auch Ehrlichs Theorie, auch sie ist die Frucht eines Geistesblitzes und unablässiger, mühevoller, aufreibender Arbeit eines ganzen Menschenalters, und sie konnte nur vollendet werden von einem Manne, der, ein geborener Chemiker, Geist und Methoden der Chemie auf biologische Probleme anzuwenden imstande war. Seine lebendigen stereochemischen Vorstellungen leiteten ihn zu einer neuen Erkenntnis der Konstitution des Protoplasmas: wie die Wirkung chemischer Substanzen gebunden ist an das Vorhandensein bestimmter Atomgruppierungen, so hängen die „Partialfunktionen der Zelle" ab von biologisch scharf definierbaren „Seitenketten" des Protoplasmas.

Wenn wir ausgehen von den uns aus der Konstitution des Diphtheriegiftes (siehe S. 37) bereits bekannten Tatsachen, so werden wir erwarten, daß der komplexen Natur des Toxins mit seiner haptophoren und toxophoren Gruppe auch der empfängliche Organismus irgendwie entspricht. Wie dieser Mechanismus uns die gegenseitige Beeinflussung von Toxin und Antitoxin begreiflich macht, so gibt er uns auch den Schlüssel zur Wirkung des Giftes auf die Körperzellen. In zahllosen Beispielen wies Ehrlich immer wieder darauf hin, daß zwischen Substanz und Zelle ganz spezifische Aviditäten bestehen, daß Farbstoffe, Fermente, Toxine sich nur mit ganz bestimmten Zellarten verbinden, für andere indifferent sind. Solche spezifische Empfänglichkeit kann nur darauf beruhen, daß das Protoplasmamolekül dieser Zellen eine Atomgruppe, eine „Seitenkette" besitzt, mit welcher die haptophore Gruppe der körperfremden Substanz eine chemische Verbindung eingehen kann und an die sie sich kuppelt. Diese Kuppelung oder Verankerung beider haptophoren Gruppen miteinander, die nach dem von Ehrlich gebrauchten Bilde Emil Fischers ineinander passen müssen, wie der Schlüssel ins Schloß, sind die Vorbedingungen für die Einwirkung von Substanz auf Protoplasma; „corpora non agunt, nisi fixata", so lautet die knappe klare Formel, die Ehrlich diesem Grundgesetz gegeben hat. Besitzt aber das Farbstoff-, Gift-, Ferment-Molekül keine haptophore Quote, so bleibt es unwirksam, wie kräftig auch die chromophore, toxophore, zymophore Gruppe sei; fehlt die haptophore Gruppe im Protoplasma, so ist es unempfänglich, und ebenso muß jede Wirkung ausbleiben, wenn auf beiden Seiten haptophore Gruppen zwar vorhanden, aber nicht aufeinander eingestellt sind. Spritzen wir zum Beispiel einem Meerschweinchen ein sehr starkes Tetanusgift in die Blutbahn, so verschwindet es schon innerhalb weniger Minuten aus dem Blut, weil die höchst avide Gehirnsubstanz das Gift an sich reißt, und es kommt sehr rasch zur schweren tödlichen Erkrankung; bei der weniger empfänglichen Taube aber bleibt das Toxin tagelang im Blut und es kommt höchstens zu einer sehr milden Erkrankung; bei manchen Kaltblütern, die überhaupt nicht an Tetanus erkranken, finden wir das eingespritzte Gift sogar monatelang im Blut, daß heißt also, kein einziges Organ dieser Tierart besitzt eine genügend große Avidität für das Tetanusgift, um es aus dem strömenden Blut heraus an sich zu ziehen. Von größter Bedeutung ist zuweilen die Konstellation, daß zwar passende haptophore Gruppen vorhanden sind, aber die pharmakodynamische Gruppe fehlt; es bleibt dann trotz der Bindung jede Wirkung außer der der Absättigung aus; es gilt also nicht unbedingt die Umkehrung des Ehrlichschen Axioms: Corpora fixata agunt.

Der haptophoren Seitenkette des Protoplasmamoleküls, von Ehrlich „Rezeptor" genannt, müssen natürlich auch im normalen Ablauf des Lebens ganz bestimmte Funktionen vorbehalten sein, und zwar liegt nach Ehrlichs

Annahme dem Rezeptor physiologisch die Assimilation der für das Zelleben notwendigen Nährstoffe ob („Nutrizeptor"). Gerade die anscheinend unbegrenzte Mannigfaltigkeit der Rezeptoren, die man auf andere Weise sich gar nicht erklären kann, stützt diese Annahme; denn zweifellos bedarf jedes besonders konstituierte Nährmolekül zu seiner Assimilation eines spezifischen, für die haptophore Gruppe gerade dieses Moleküls empfänglichen Rezeptors. Wie sehr Ehrlich damit ins Schwarze getroffen hatte, als er diese Zellrezeptoren gleichsetzte den für die Assimilation von Nährstoffen bestimmten Atomgruppierungen, bewiesen spätere Beobachtungen (Bordet u. a.), nach denen auch mit manchen Nahrungsmitteln, z. B. mit Milch, echte Antikörper erzeugt werden können.

Vergegenwärtigen wir uns nun, um ein möglichst klares und einfaches Beispiel herauszugreifen, diesen Mechanismus im Ablauf der experimentellen Rizinvergiftung und -Immunisierung bei der Maus! Da eine spontane Rizinvergiftung bei diesem Tier wohl so gut wie niemals vorkommt, können wir nicht annehmen, daß das Protoplasma der Maus mit einem spezifischen Rezeptor für diese Substanz ausgerüstet ist; vielmehr haben wir uns vorzustellen, daß unter den zahllosen vorhandenen Rezeptoren gewissermaßen zufällig auch ein für das Rizin passender sich befindet, während er z. B. bei einem nahe verwandten Tier, dem Meerschweinchen, nur in ganz geringer Menge vorhanden ist. Mit diesem Rezeptor verankert sich das Rizin und entzieht ihn so seinen eigentlichen Funktionen, der der Erfassung eines bestimmten Nährstoffes für seine Zelle. Dadurch tritt nun notwendigerweise ein Defekt auf, denn die Zelle kann den betreffenden Nährstoff nicht entbehren, und so gleicht sie den Ausfall durch Bildung neuer Rezeptoren aus, ganz wie fast jedem lebenden Organ das Bestreben und die Fähigkeit innewohnt, einen gesetzten Substanzverlust durch Regeneration zu beantworten. Nach dem berühmten Gesetz von Karl Weigert vom Gewebsdefekt und seinem Ausgleich kommt es bei diesem Vorgang leicht zu einer Überkompensation; also im Fall der Rizinvergiftung mit einer nichttödlichen Dosis zu einer das Maß des augenblicklichen Bedarfs übersteigenden Bildung von Rezeptoren. Soweit diese nicht von der Zelle für ihre eigenen Zwecke verwendet werden können, werden sie von ihr abgestoßen und gelangen in das kreisende Blut; die Fähigkeit, sich mit dem Rizin zu verbinden, bleibt dem Rezeptor dabei voll erhalten. Wird nun Rizin dem Versuchstier von neuem eingeführt, so stößt es bereits in der Blutbahn auf die passenden Rezeptoren, wird hier abgefangen, gebunden und somit verhindert, an die empfindlichen Organe zu gelangen und sie zu vergiften; der Rezeptor funktioniert also als ein Antitoxin, als das spezifische Antirizin.

Durch diese Vorstellung wird es uns auch außerordentlich erleichtert, die Vorgänge der Vergiftung und der Immunisierung quantitativ zu begreifen. Von dem Zahlenverhältnis zwischen haptophoren Gruppen des Giftes und der Rezeptoren der Körperzellen hängt es ab, ob das Tier überhaupt erkrankt, wie schwer es erkrankt, ob es der Vergiftung erliegt oder sie überwindet, um sogar mit einem Gewinn von neuen Rezeptoren, d. h. an Antitoxin, aus dem Kampf hervorzugehen; ebenso leuchtet es nun ein, daß von dem Mengenverhältnis zwischen Gifthaptophoren und Antitoxin im kreisenden Blut es abhängt, ob ein Tier immun ist, bzw. welchen Grad der Immunität es besitzt. — —

Bordet hatte die grundlegende Entdeckung gemacht, daß die Gesetze, nach denen unter dem Einfluß der Immunkörper eine Auflösung von Bakterien erfolgt, auch für die Auflösung der roten Blutkörperchen durch besondere Stoffe, „Haemolysine" Geltung besitzen. Ehrlich griff diesen fruchtbaren Gedanken auf und schuf mit Morgenroth eine Methodik der hämolytischen Untersuchungen, die sich eng an die Seitenkettentheorie anlehnte. Sie erschloß ein

Gebiet, daß sich den Methoden der Chemie gegenüber äußerst spröde verhalten hatte.

Ehrlich hatte schon gelegentlich seiner Rizinarbeiten mit großem Erfolg begonnen, das Studium der Immunisierungsvorgänge in das Reagenzglas zu verlegen. Übertragen auf die Erforschung der Hämolyse, ergab nun diese Technik ungeahnte Möglichkeiten für das Studium dieser Vorgänge und für die Bewährung der Rezeptorentheorie. Die roten Blutkörperchen sind durch die Leichtigkeit ihrer Handhabung, durch die Möglichkeit, alle Versuche in unbegrenzter Zahl zu wiederholen und zu variieren und durch ihre relativ einfache Zellstruktur mehr als irgendeine andere Zellart zur Lösung aller in Betracht kommenden Aufgaben geeignet. Die Zahl der Rezeptoren, die jeder Blutkörperchenart zukommt, ist außerordentlich groß und umfaßt Hunderte von verschiedenen Typen. Gerade der Nachweis dieser Funktionen hat uns gelehrt, daß der Sauerstoffaustausch, bis dahin als d i e Aufgabe der roten Blutscheiben geltend, nur eine von vielen darstellt. Der große Reichtum der Erythrocyten an den verschiedenartigsten Rezeptoren zwingt zu der Annahme, daß sie auch Nährstoffe und Produkte des inneren Stoffwechsels aufzunehmen und an bestimmter Stelle wieder abzugeben haben. In diesem Sinne nennt sie Ehrlich „Speicherungszentren"; denn daß die von ihnen aufgenommenen Stoffe dem eigenen Bedarf dienen, ist gerade bei ihrem verhältnismäßig einfachen Bau nicht anzunehmen.

So fanden Ehrlich und andere, insbesondere Morgenroth und Sachs, daß gewisse Rezeptoren allen Wirbeltierarten gemeinsam sind, wieder andere spezifisch für jede Tierart, ja daß innerhalb derselben Tierart individuelle Variationen vorkommen, und daß selbst bei demselben Individuum durch Rezeptorenschwund oder durch das Auftreten neuer Rezeptoren die Empfänglichkeit großen Schwankungen unterworfen sei.

Diese Methodik, den Lehren der Seitenkettentheorie folgend, hat deren Grundlagen weiter ausgebaut und sie reich befruchtet. Es ergab sich die in der Folge, z. B. bei der Wassermannschen Reaktion, zu großer praktischer Bedeutung gelangte Tatsache, daß der Lösungsvorgang bei der Hämolyse noch komplizierter ist als man anfangs angenommen hatte. Es genügt nicht, daß die Rezeptoren der roten Blutkörperchen als Antigen von den dem Immunserum eigentümlichen Antikörpern gebunden werden, um die Hämolyse herbeizuführen, sondern es bedarf hierzu noch eines im Normalserum vorhandenen Körpers, „Komplement" (früher „Addiment") genannt, bei dem ebenso wie bei dem Toxin eine dynamische und eine haptophore Kette unterschieden werden müssen. Wie Ehrlichs scharfsinnige Methoden gezeigt haben, ist der Mechanismus hierbei so vorzustellen, daß der Immunkörper das bindende Glied zwischen der haptophoren Zellgruppe und dem Komplement abgibt; denn die roten Blutkörperchen besitzen keine Atomgruppe, die sie direkt mit dem Komplement verkuppeln könnte. Dagegen besitzt der Immunkörper zwei haptophore Gruppen (daher „Ambozeptor") von denen die eine in ihrem Bau dem Rezeptor der Blutscheibe entspricht, die andere aber das Komplement an sich zu reißen imstande ist. Das spezifische Prinzip bei diesem Vorgang ist immer der Ambozeptor; seine Aufgabe ist es, „durch seine Verankerung an das empfindliche Substrat eine Monotropie der Komplemente herzustellen". Erst durch diese Bindung wird die toxophore, lytische agglutinierende usw. Gruppe des Komplements in die Möglichkeit versetzt, ihre Wirkung auszuüben. — —

Nur in den gröbsten Grundlinien ist es hier möglich, die Seitenkettentheorie darzulegen, und es ist versagt, hier ihre mannigfaltigen sinnreichen Methoden, geschweige denn ihre Ergebnisse auch nur im entferntesten vollständig anzuführen. Wie weit der große Grundgedanke der Theorie von dem Vorhandensein der toxophoren und haptophoren Atomgruppierungen, ihrer vollständigen Unabhängigkeit voneinander und ihren streng spezifischen Beziehungen die Forschung angeregt oder befruchtet hat, kann ebenfalls nur mit einigen Stichworten angedeutet werden. Unser Wissen von dem Zustandekommen der Giftwirkung, von der Konstitution der tierischen und pflanzlichen Toxine, von der Erzeugung und Funktion der Antikörper und ihren Beziehungen zu den physiologischen Funktionen der Assimilation, ferner die Probleme der natürlichen, der erworbenen und der experimentellen Immunität, die Gebiete der Anaphylaxie und Allergie sind entstanden oder gewachsen unter dem befruchtenden Einfluß der Ehrlichschen Konzeption. Nur mit ihrer Hilfe konnte eine Serodiagnostik der Syphilis gefunden werden, konnten wichtige Methoden des forensischen Blutnachweises entstehen. Auch ein weit abliegendes Gebiet, wie die Vererbungslehre, hat aus den Lehren der Seitenkettentheorie eine wesentliche und eigenartige Bereicherung durch die Erfahrungen über künstliche Beeinflussung von Trypanosomen und Erzeugung verschieden empfindlicher gift- oder serumfester Rassen erfahren. Daß die ganze von Ehrlich begründete Chemotherapie angewandte Seitenkettentheorie ist, wird aus einem der folgenden Abschnitte einleuchten. Welche Bedeutung für die Biologie, Pathologie und Klinik Ehrlichs Lehre darüber hinaus noch gewinnen kann, ist heute noch gar nicht abzusehen.

Einen Stab nennt A. v. Wassermann die Theorie, einen Stab, um in dem Flugsand der Meinungen Fuß fassen zu können, und ebenso stolz wie bescheiden mutet der Rückblick an, den Ehrlich in seinem Nobelvortrag auf sein Werk wirft: „Natürlich ist das Geheimnis des Lebens, welches mit dem komplizierten Organismus eines mechanischen Kunstwerkes zu vergleichen ist, dadurch selbst nicht gelöst, aber die Möglichkeit, einzelne Räder herauszunehmen und diese genau zu studieren, bedeutet noch immer einen Fortschritt gegenüber der alten Methode, das ganze Werk zu zertrümmern und aus dem Gemenge der Bruchstücke irgend etwas eruieren zu wollen."

IV. Krebsforschung.

In Ehrlichs Schaffen tritt unerwartet eine Art Episode ein. Er, der seine Forschungen ganz nach eigenen Ideen und Plänen zu beginnen und durchzuführen gewohnt war, und der seine ganze wissenschaftliche Arbeit bis dahin von dem einen großen Gedanken hatte leiten lassen, gibt der Anregung eines von ihm dankbar verehrten Mannes Raum, des preußischen Ministerialdirektors Friedrich Althoff, der schon einmal in so entscheidender Weise in seine äußere Laufbahn eingegriffen hatte. Die wissenschaftliche und Laienwelt aller Kulturländer war durch das angebliche Umsichgreifen der Krebskrankheit in große Unruhe geraten, Komitees wurden gegründet, Kongresse einberufen, Stiftungen errichtet, um Forschungen auf diesem bis dahin noch gänzlich spröden Gebiet anzuregen und zu fördern. So lenkte sich der Blick auf den Mann, den seine wissenschaftlichen Großtaten schon zu einer glänzenden Leuchte der medizinischen Wissenschaft gemacht hatte, und dem nach menschlichem Ermessen noch viele Jahre ungebrochener Schaffenskraft zugeteilt waren. Man stellte ihm, dem die Krebsforschung bis dahin kein besonderes Interesse hatte abgewinnen können, durch Althoffs Vermittlung erhebliche Mittel zur Verfügung, um an seinem Institut eine Abteilung für dieses Gebiet einzurichten, die er dann auch im Jahre 1901 eröffnete. Die ersten beiden Jahre stimmten Ehrlichs von vornherein geringe Erwartungen noch mehr herab; die Arbeiten kamen nicht recht vorwärts, und als nennenswertes und bleibendes Ergebnis ist aus dieser Zeit nur der Nachweis zu vermerken, daß manche für Parasiten und Krebserreger gehaltenen mikroskopischen Gebilde nur Degenerationsformen der Krebszellen seien. Da trat im Jahre 1903 eine entscheidende Wendung ein unter dem Einfluß der großen Entdeckung des dänischen Forschers Jensen, der die Krebsnatur und die Überimpfbarkeit der Mäusegeschwülste erkannt hatte.

Ehrlich sah bald, daß die wichtigsten Fragen nur bei einem zahlenmäßig unbeschränkten Material Aussicht auf Lösung hatten, und so begann ein eifriges Sammeln von Tumormäusen und -Ratten, das denn auch dem Institut im Laufe der Jahre mehr als tausend so erkrankter Tiere einbrachte. Aus der Fülle des Stoffes erwuchsen dann sehr bald die bedeutsamsten Entdeckungen, die die Histologie und Biologie der Geschwülste in ungeahnter Weise bereicherten. Es ist hier des leider so früh verstorbenen Apolant zu gedenken, der bei der Begründung der Krebsabteilung für diese speziellen Arbeiten gewonnen wurde und dessen gewissenhafte und verständnisvolle Arbeit viel zu den Erfolgen des Institutes beigetragen hat. So stellte er zunächst durch sorgfältige histologische Untersuchungen die Krebsnatur der Mäusegeschwülste außerhalb jeden Zweifels und wies ihren Zusammenhang mit der Mamma nach, sowie daß es sich stets um epitheliale Tumoren handelte, die alle Übergänge vom einfachen Adenom bis zu den verschiedensten Formen der Carcinome aufwiesen.

Es war ganz selbstverständlich, daß Ehrlich die ihm aus seinen Immunitätsarbeiten geläufigen Methoden auf das neue Forschungsgebiet übertrug, und der erste entscheidende Erfolg war, daß es ihm gelang, durch verfeinerte Technik bei den Übertragungen und durch Tierpassagen die Virulenz der Geschwülste um das Vielfache zu steigern, in dem Sinne, daß sowohl ein rapides Wachstum als eine maximale Impfausbeute erzielt wurden. Während bis dahin die Überimpfung höchstens in zehn Prozent der Versuche gelang, konnte Ehrlich von jetzt ab ein Angehen der überimpften Tumoren in hundert Prozent verzeichnen. Erst mit solch zuverlässigem und eindeutigem Material ließ sich die Lösung weiterer Aufgaben in Angriff nehmen, und sie gelang nun bald, Schlag auf Schlag, zum Teil die bis dahin allgemein gültigen Anschauungen umstoßend, zum Teil völlig neue Gesichtspunkte eröffnend.

Die sorgfältigen histologischen Studien, die die experimentellen Arbeiten unablässig begleiteten, führten zu wichtigen Feststellungen. So beschrieb E h r l i c h neben dem Carcinom und Sarkom das Chondrom, eine Neubildung, die durch ihre Beziehungen zur Knorpelsubstanz und durch große Neigung zu Haemorrhagien ausgezeichnet ist und in späteren Versuchen auch eine Reihe sonstiger biologischer Eigentümlichkeiten aufwies.

Ganz besondere Aufmerksamkeit verwandten E h r l i c h und A p o l a n t auf das Studium von Strukturveränderungen der Geschwülste bei den Virulenzsteigerungen. Sie stellten fest, daß ein Geschwulststamm zwar im allgemeinen die Eigenschaften des Ausgangstumors beibehält, daß aber in manchen Fällen außerordentlich interessante und die ganze Geschwulstlehre stark beeinflussende Umwandlungen zustande kamen. Hier sei nur die Umwandlung angeführt, die ein typisches Mammacarcinom von der zehnten Generation ab einzugehen begann. Das bei dieser Geschwulstform gewöhnlich schlecht ausgebildete Stroma wurde zellenreich und bildete ein aus großen Spindelzellen zusammengesetztes Gewebe, in dessen Maschen die Carcinomnester eingelagert waren. So entstand zunächst das Bild des Carcinoma sarcomatodes. Bei weiteren Überimpfungen schwand der Carcinomanteil immer mehr zugunsten des Sarkoms, bis schließlich ein reines Spindelzellensarkom übrig blieb, d a s u n v e r ä n d e r t f o r t g e z ü c h t e t werden konnte. Bei der Deutung dieser, scheinbar die ganze Geschwulstlehre umstoßenden Tatsache bewährte sich E h r l i c h s strenge Kritik. Er lehnte durchaus die Auffassung einer Metaplasie der Carcinomzelle in die Sarkomzelle ab und nahm an, daß die Sarkombildung durch den Reiz der Carcinomzellen auf das normale Bindegewebe zustandekommt, ganz in dem Sinne der von den maßgebenden Pathologen von jeher vertretenen Reiztheorie. Folgt man dieser Auffassung E h r l i c h s, so erkennt man damit auch die Tatsache an, d a ß h i e r z u m e r s t e n M a l d i e E n t s t e h u n g e i n e r bösartigen Geschwulst experimentell, wenn auch unabsichtlich, hervorgerufen worden ist. Das weitere Studium dieser Mischtumoren wurde wesentlich gefördert durch Versuche, die Ehrlich über die Resistenz der Geschwulstzellen gegen äußere Schädigungen, namentlich gegen abnorme Temperaturen anstellte. Es ergab sich zunächst eine außerordentliche Resistenz gegen niedrige Temperaturen, z. B. ging noch eine Impfung von einem Carcinommaterial an, das volle zwei Jahre bei 8 bis 10° unter Null gehalten worden war, und Chondromzellen konnten durch einen dreitägigen Aufenthalt bei der Temperatur der flüssigen Luft zwar in ihrem Wachstum wesentlich geschädigt, aber doch nicht völlig vernichtet werden. Dagegen vertrugen Carcinom- und Sarkomzellen nicht einmal eine nur wenige Minuten dauernde Erwärmung auf 46°, wobei das Carcinom das merklich empfindlichere von beiden ist; das Chondrom zeigt sich auch hierin widerstandsfähiger, da es noch nach einstündiger Erwärmung auf 50° weiter wuchs.

Durch Mischung von Carcinom- und Sarkomzellen konnte Ehrlich Mischgeschwülste erzeugen, die den histologischen Bau von Carcinoma sarcomatodes aufwiesen und ganz den auch spontan vorkommenden Tumoren dieser Art glichen. Durch geeignete Erhitzung gelang es nun in einem Fall, die in diesem Tumor gemischten Arten wieder zu trennen, derart, daß ein neuer Tumor wuchs, der zur Hälfte aus einem reinen Carcinom, zur andern Hälfte aus einem reinen Sarkom bestand. Ehrlich erklärte dieses merkwürdige Verhalten so, daß durch die Erwärmung die meisten Zellen abgetötet wurden, so daß einige wenige, die lebend geblieben waren, isoliert voneinander weiter wuchern konnten.

Natürlich drängte es Ehrlich, sobald er nur die dafür notwendigen Grundlagen besaß, zu versuchen, ob sich nicht eine künstliche Immunität gegen die Tumorbildung erzeugen ließe. Auch hier kamen ihm die in der Bakteriologie gesammelten Erfahrungen zustatten, und mit abgeschwächtem, bzw. schon von Natur aus wenig virulentem Material konnte er schon mit einer einzigen Injektion in 50 bis 80 Prozent der Fälle eine Resistenz gegen das Angehen hochvirulenter Tumoren erzielen. Diese Immunität ist schon nach 8 bis 14 Tagen feststellbar und kann sich Wochen und Monate hindurch halten. Ferner konnte Ehrlich bald zeigen, daß die Impfung mit Carcinom nicht nur gegen diese, u. zw. gegen die verschiedensten Carcinomstämme, sondern sogar auch gegen Sarkom schützte: „Panimmunität". Auch das Wachstum des Chondroms wird durch eine Vorbehandlung mit Carcinom zwar nicht gänzlich verhindert, aber doch sehr beeinträchtigt. Ferner konnte mit der Vorimpfung normalen lebenden Gewebes eine aktive Resistenz gegen Geschwulstbildung erzielt werden, u. zw. am wirksamsten durch die Behandlung mit ganzen Mäuseembryonen, weniger mit Leber, Hoden und Mamma. Schließlich sei noch die bedeutsame von Apolant gefundene Tatsache erwähnt, daß durch Milzexstirpation die Immunisierung merklich erschwert oder ganz vereitelt wurde, woraus auf die Beteiligung der Milz beim Zustandekommen der Resistenz mit Bestimmtheit geschlossen werden muß.

War auch der Ausgangspunkt der Krebsforschungen Ehrlichs die Fürsorge um die diesen Krankheiten fast völlig schutzlos ausgelieferte Menschheit und haben auch die umfangreichen Studien die echte Krebsnatur der Mäuse- und Rattengeschwülste ergeben, so hat Ehrlich doch immer davor gewarnt, die im Tierexperiment gewonnenen Erfahrungen auf die menschliche Pathologie zu übertragen. — —

*

Trug die mit avirulentem oder schwach virulentem Material hervorgerufene Geschwulstimmunität ganz den Charakter einer aktiven Immunität, so wies Ehrlich durch eine große Zahl schlagender Versuche und Beobachtungen eine durchaus davon verschiedene Art nach, „die atreptische Immunität". Der Grundgedanke dieser Lehre ist, daß die Geschwülste, wie alle Organismen, nur dort gedeihen können, wo sie ganz bestimmte, für ihre Entwicklung unbedingt notwendige Nähr- und Wuchsstoffe zur Verfügung haben. Wo solche Substanzen von vornherein fehlen oder durch pathologische Prozesse zum Schwinden gebracht sind, spricht er von Atrepsie (von τρέφειν, ernähren).

Wurde z. B. ein Tier mit einem schnell wachsenden Tumor geimpft und erhielt es nach 8 bis 10 Tagen eine neue Impfung mit demselben oder einem anderen Tumor, so pflegte diese Nachimpfung zu versagen, und das um so vollständiger, je virulenter und je weiter gewuchert der zuerst geimpfte Tumor bereits war. Wurde aber die erste Geschwulst wieder exstirpiert und nach Abschluß der Wundheilung die zweite eingeimpft, so ging diese ebenso gut an wie beim normalen Tier. Es erinnert dieses Experiment an das häufiger klinisch zu beobachtende Vorkommnis beim Menschen, daß der chirurgischen Entfernung einer bösartigen Geschwulst eine ungestüme Ausbildung von Metastasen unmittelbar folgt, so daß man sich des Eindruckes nicht erwehren kann, daß der Haupttumor das Wachstum der Metastasen hintangehalten hatte.

Noch klarer wurden die Grundlagen der neuen Lehre durch folgende „Zickzackimpfung". Ein Mäusetumor wird auf eine Ratte geimpft und wuchert hier üppig bis etwa zum sechsten Tage. Dann hört das Wachstum auf und es kommt sogar bald zu einer allmählich vollständigen Resorption der Geschwulstmasse. Ein Übertragen des Tumors während seines Wachstums auf der Ratte auf eine zweite Ratte ist ergebnislos, wohl aber wuchert er mit unverminderter Intensität, wenn er auf eine neue Maus zurückverimpft wird. Für diese Tatsachen gibt es keine einfachere und deshalb überzeugendere Erklärung, als die, daß dem Rattenorganismus eine Substanz X fehlt, die der Tumor für sein Wachstum notwendig braucht und die er in der

Maus reichlich findet; das bei der Übertragung auf die Ratte gleichzeitig mit der Geschwulstmasse inokulierte normale Gewebe der Maus enthält immerhin so viel von der Substanz X, daß sie das Wachstum noch für einige Tage ermöglicht; sobald sie aufgebraucht ist, muß die Geschwulst verkümmern.

Aus der Darstellung der Seitenkettentheorie ist uns bekannt, in wie enge Beziehungen Ehrlich die Entstehung der Antikörper zu den physiologischen Ernährungsvorgängen bringt; sind doch für ihn die Antitoxine identisch mit den von der Körperzelle auf einen spezifischen Reiz hin im Übermaß produzierten und abgestoßenen haptophoren Gruppen, die in normalem Zustand der Erfassung von Nährstoffen dienen („Nutrizeptoren"). Zur weiteren Klärung ließ Ehrlich dieses Gebiet durch Moreschi bearbeiten, der seine Aufgabe in drei Versuchsreihen der Lösung näher führte. 1. brachte er die Versuchstiere in einen Zustand von Unterernährung und impfte sie dann mit der Geschwulst; hier zeigte der Tumor ein merklich langsameres Wachstum, 2. ließ er eine sehr starke Nahrungsbeschränkung erst nach erfolgter Impfung einsetzen; hier gingen die Tiere rascher an dem Tumor zugrunde als Kontrolltiere; 3. die Nahrungsbeschränkung nach erfolgter Impfung war nur gering; hier blieben die Tiere länger am Leben als geimpfte, aber normal ernährte Kontrolltiere. Alle diese Ergebnisse, die sich zum Teil zu widersprechen scheinen, sind aus dem Gesichtspunkt zu erklären, daß zwischen der Avidität der Körperzellen und der der Geschwulstzellen eine Rivalität besteht. In der ersten Reihe sind die Ernährungsbedingungen für den Tumor so ungünstig, daß das Tier länger lebt als die normal ernährten Kontrolltiere, bei denen die Tumoren unaufhaltsam wuchsen. In der zweiten Gruppe hat der bereits stark entwickelte Tumor vermöge seiner höheren Avidität ein Übergewicht über die Körperzellen erlangt, so daß er trotz der Nahrungsbeschränkung weiterwuchert, indes der Körper verhungert. In der dritten

Gruppe behält auch der Körper Energie und Material genug, um mit dem in seinem Wachstum gehemmten Tumor noch eine Zeitlang den Wettstreit in der Erfassung der Nährstoffe bestehen zu können.

Nach Ehrlich und Moreschi handelt es sich bei all diesen Vorgängen wohl nicht um Nährstoffe im engeren Sinne, sondern um irgendwelche spezifische autogene Stoffe, die irgendwie für das Leben der Körperzellen wie der Tumorzellen unentbehrlich sind.

Auch aus der menschlichen Pathologie sind einige Tatsachen bekannt, die den im Experiment begründeten Anschauungen Ehrlichs entsprechen. Das Auftreten der Carcinome im höheren Lebensalter hängt wohl mit einer abnehmenden Avidität der Körperzellen für die dargebotenen Nährstoffe zusammen; und für die gesetzmäßige Lokalisation der meisten Geschwülste und ihrer Metastasen gibt es auch kaum eine einleuchtendere Erklärung als die aus der Theorie von der atreptischen Immunität zu folgernde.

Die allgemeine Bedeutung dieser Theorie aber erhellt daraus, daß sie auch vielen Tatsachen aus der bakteriologischen Forschung, der Protozoologie und dem normalen Wachstum gerecht wird.

Da wir hier ins einzelne uns nicht zu sehr verlieren dürfen, seien nur die ebenso interessanten wie praktisch bedeutsamen Studien Ehrlichs erwähnt, die im engsten Zusammenhang auch mit der Seitenkettentheorie der Lehre von der atreptischen Immunität eine feste Stütze geworden sind.

Ehrlich fand, daß unter bestimmten Bedingungen Trypanosomen „serumfest" werden können. Er infizierte Mäuse mit Trypanosomen und behandelte sie nur soweit mit einem wirksamen Arsenpräparat, daß die Parasiten zwar vorübergehend aus dem Blut verschwanden, nach einiger Zeit aber ein Rezidiv eintrat. Das Serum der so behandelten Tiere enthielt natürlich einen wirksamen Antikörper. Aus dem Rezidiv wurden Trypanosomen auf normale Mäuse sowie auf Mäuse, die von einer Trypanosominfektion radikal geheilt, also hoch immun waren, übertragen. In beiden Versuchsreihen gingen die „Rezidivparasiten" gleich gut an, ein Beweis, daß sie vollkommen gefestigt gegen das Immunserum geworden waren, denn normale Trypanosomen können in diesen, durch Überstehen einer Krankheit immun gewordenen Tieren nicht gedeihen; deren Immunität besteht ja gerade darin, daß ihr Serum reich an spezifischen Antikörpern geworden ist. Erliegt im Gegensatz hiezu der Trypanosomen-Rezidivstamm der Einwirkung des Serums nicht, so heißt das mit anderen Worten, die Rezeptoren der Trypanosomen, die als Antigen die Bildung des Antikörpers veranlaßt hatten, sind verschwunden. Wir haben also hier ein Beispiel von Atrepsie durch Rezeptorenschwund.

Weitere Versuche zeigten Ehrlich, daß der Antikörper im Serum nicht toxisch für das entsprechende Trypanosoma ist; seine Wirkung scheint vielmehr nur darauf zu beruhen, daß er den betreffenden Rezeptor im Trypanosoma besetzt und in seinen nutritiven Funktionen hindert. Diese Besetzung kann im weiteren einen Reiz ausüben, der zur Entwicklung anderer vorher in der Anlage vorhandener Nutrizeptoren eigener Spezifizität führt.

Wie die Serumfestigkeit, so gab auch die leicht zu erzeugende Arzneifestigkeit Ehrlich Anlaß zu scharfsinnigen Versuchen und Deutungen. Z. B. bleibt ein gegen Atoxyl gefestigter Stamm im Mäuseorganismus ungeschädigt, selbst wenn das Wirtstier der Arsenvergiftung erliegt. Im Reagenzglas aber kann derselbe Stamm vom Atoxyl abgetötet werden. Daraus geht hervor, daß seine Arsenfestigkeit keine absolute ist. Seine Rezeptoren für das Gift („Chemozeptoren") haben aber soviel von ihrer Avidität für das Gift eingebüßt, daß die Anziehungskraft des Körpergewebes weit überwiegt und dieser das gesamte Gift an sich reißt.

V. Chemotherapie.

Als ein echter Forscher, unbekümmert um praktischen Nutzen, der aus seiner Arbeit der Heilkunde erwachsen konnte, hatte Ehrlich alle Arbeit und Mühe, allen Scharfsinn und alles Wissen drei Jahrzehnte hindurch der Lösung biologischer Fragen und chemischer Probleme gewidmet. Wenn aber, wie in der Gestaltung einer neuen Morphologie des Blutes, bei der Wertbestimmung des Diphtherieserums, der Tuberkelbazillenfärbung, der Methylenblaubehandlung der Neuralgien und der Malaria, gewissermaßen als Nebenprodukte praktisch verwertbare Ergebnisse gewonnen wurden, so erfüllte ihn das gewiß mit Befriedigung, und er verwandte dann wohl auch noch manche Arbeit auf die Sicherung und Vervollständigung des Erreichten. Niemals aber hätte er sich durch Rücksichten auf das Nützliche von seiner Forschungsrichtung abbringen lassen. Auch von der Zeit ab, da die großen chemischen Fabriken Deutschlands über Farbstoffe und Arzneimittel sein Urteil als das maßgebende einzuholen pflegten, verschmähte er es, was für ihn ein Kinderspiel gewesen wäre, seine von niemandem erreichten Kenntnisse von chemischer Konstitution und Wirkung zur Synthese von neuen Arzneimitteln, Antineuralgicis, Antipyreticis, Hypnoticis usw., wie sie damals pilzartig aus der Erde schossen, zu benützen. Er schätzte diese Art von Arzneimittelbehandlung von jeher nur so gering ein, daß ihm seine Zeit zu schade war, sie darauf zu verwenden. Einen Geist von so hohem Flug konnte nur ein Ziel reizen, das zu erreichen die biologischen und chemischen Erfahrungen eines ganzen Menschenalters in Einsatz bringen hieß. Nur eine kausale Therapie zu begründen, schien ihm des Schweißes wert, Arzneimittel zu finden, die, wie das Quecksilber die Syphilis, das Chinin die Malaria, als spezifische die Krankheiten an ihrer Wurzel fassen und sie heilen.

Daß Ehrlichs ganzes Interesse auf die durch Mikroorganismen herbeigeführten Krankheiten sich richtete, war in dem Zeitalter Pasteurs und Kochs und nach seinen eigenen bahnbrechenden Erfolgen in der Immunitätslehre selbstverständlich. Niemals hat ein Forscher mit klarerem Bewußtsein des Zieles ein ganz neues Arbeitsgebiet in Angriff genommen, als Ehrlich es tat, indem er an die Begründung einer wahrhaften Chemotherapie ging. „Durch überaus mühselige und langwierige Arbeit in mannigfacher chemischer Variation solche Chemikalien aufzufinden, welche auf die Parasiten möglichst stark einwirken, ohne dabei den von ihnen befallenen Organismus zu schädigen," so formulierte er selbst die Aufgabe, die ja geradezu das letzte, äußerste Ziel der medizinischen Wissenschaft und Kunst bedeutet, die Forderung, in deren Erfüllung Ehrlich durch Verbindung von chemischer Arbeit und biologischem Experiment unvergänglich Großes in Theorie und Praxis geschaffen und uns hinterlassen hat.

Als Ehrlich mit seinen Mitarbeitern daran ging, die Bausteine für das neue Werk zu formen und zu sammeln, da war das Gerüst, von dem aus Stein auf Stein, Stockwerk auf Stockwerk gefügt werden sollte, schon errichtet: die Seitenkettentheorie. Von ihr geleitet und gestützt, sind die Arbeiter am Werk Schritt für Schritt vorgegangen; ohne sie sind Plan und Ergebnis undenkbar.

In die Anschauungen der Seitenkettentheorie übersetzt, lautete Ehrlichs Forderung: Für die Konstitution neuer Heilmittel müssen solche Haptophore gefunden werden, die zu den Organen des menschlichen Körpers eine allergeringste Verwandtschaft haben; dabei müssen sie zu den entsprechenden Rezeptoren der Parasiten so passen, daß die Avidität zwischen beiden eine maximale ist und die Wirkung der Toxophore maximal sich entfalten kann. Das Verhältnis von Parasitotropie zu Organotropie, der „therapeutische Koeffizient", entscheidet über die Brauchbarkeit eines Heilmittels.

Wie Ehrlich in der Verwirklichung dieser Forderung vorgegangen ist, wollen wir nur an dem einen Beispiel verfolgen, das seine Methode in größter Klarheit erkennen läßt und ihn zu dem größten Erfolg geführt hat, an dem Beispiel des Arsen.

Wie viele andere Metalle ist auch der Arsenik trotz oder wegen seiner Giftigkeit schon seit Menschengedenken als Arzneimittel verwendet worden. Die moderne Chemie hatte die Eignung dieser Elemente, sich mit organischen Substanzen zu vereinigen, kennen gelehrt und unter diesen ist vor allem bekanntlich das Benzol zur Synthese immer neuer chemischer Körper gebraucht worden. Von dem Arsenobenzol ausgehend, hat Ehrlich zahlreiche Variationen durch Anhängung der verschiedenartigsten chemischen Gruppen hergestellt und die so erhaltenen Substanzen auf ihre Organotropie und ihre Parasitotropie hin geprüft. Es zeigte sich hierbei, daß geringfügige Abänderungen der chemischen Konstitution ganz gewaltige und unberechenbare Unterschiede in der Wirkung der gewonnenen Substanzen hervorriefen, in dem Sinne, daß eine ganze Stufenleiter von dem unschädlichsten Körper bis zu den furchtbarsten Giften sich ergab. Von besonderem Interesse war hier auch die vielfache Variation der Organotropie; es fanden sich Substanzen, die bei dem Versuchstier eine schwere Erkrankung des Darmkanals, andere, die solche der Leber, des Blutes, des Zentralnervensystems herbeiführten; unter den letzteren war besonders auffallend eine Verbindung, das Arsacetin, die bewirkte, daß die behandelten Mäuse nach Art der japanischen Tanzmäuse sich fast andauernd im Kreise drehten.

Eine organische Arsenverbindung, das Atoxyl, war schon von anderen Forschern in Tierversuchen und beim Menschen zur Behandlung der Schlafkrankheit, auch bei Hautkrankheiten und anämischen Zuständen verwendet worden, und die berichteten Ergebnisse veranlaßten Ehrlich, gemeinsam mit Shiga das Präparat in seiner Wirkung auf die Trypanosomiasis und verschiedene Spirillosen einer Prüfung zu unterziehen. Wenn hierbei auch wichtige Ergebnisse über die enorme trypanozide Kraft der Substanz erzielt wurden, wenn sich auch weiterhin sogar sichere Anhaltspunkte für die Verwertung des Mittels als Antisyphilitikum ergaben, so hießen doch die beim Menschen wiederholt vorgekommenen schweren Schädigungen, namentlich unheilbare Erblindung, von dem weiteren Gebrauch und der Erforschung des Mittels Abstand nehmen. Ehrlich wußte sich aber auf dem rechten Weg, und so suchte er nach solchen Änderungen der chemischen Struktur des Mittels, die die Parasitotropie unverändert ließen, die Organotropie aber zum mindesten erheblich abschwächten.

Wie Ehrlich hierbei sich selbst erst den Weg bahnen mußte durch die Aufdeckung der bis dahin völlig verkannten Konstitution des Atoxyl, wird in dem Abschnitt „Ehrlich als Chemiker" genauer auseinandergesetzt werden. Indem er gemeinsam mit Bertheim die Substanz als ein Aminoderivat der Phenylarsinsäure, von ihm nunmehr „Arsanil" genannt, erkannte, gewann er die Möglichkeit, eine beliebig große Reihe neuer Verbindungen dieses Moleküls herzustellen. Indem er auch weiterhin experimentelle Trypanosomen- und Spirilleninfektionen an Mäusen zur Prüfung aller dieser Präparate benützte, konnte er zeigen, daß z. B. durch Einführung der Sulfogruppe das Arsanil außerordentlich entgiftet, aber auch den Parasiten gegenüber unwirksam wurde. Stellte er aber die Acetylverbindung, das Arsacetin, her, so waren die Heilerfolge bei der trypanosomeninfizierten Maus so günstig, daß selbst solche Tiere gerettet werden konnten, die am zweiten Tage der Infektion standen und nur wenige Stunden vom Tode entfernt waren. Auch für Affen und Menschen war das Mittel erheblich weniger giftig, und A. Neisser konnte mit ihm gegenüber syphilitischen Erscheinungen deutliche Heilwirkungen nachweisen. Da aber auch hierbei ernste Schädigungen des N. Opticus bei den parasiticiden Dosen vorkamen, zog Ehrlich das Mittel für diese Zwecke nicht mehr in Betracht; seine Anwendung in schweren anämischen Zuständen, die mit unvergleichlich geringeren Dosen erfolgreich behandelt werden können, hat sich dagegen im Laufe der Jahre immer mehr Bahn gebrochen. Sowohl das Arsanil als das Arsacetin ließen aber die überraschende Eigenschaft erkennen, daß sie im Reagenzglas für die Parasiten selbst verhältnismäßig ungefährlich waren; fünfprozentige, ja achtprozentige Lösungen wurden von Trypanosomen ohne Schädigung vertragen. Dagegen ließ sich in infizierten Mäusen, die der Arsanilvergiftung erlagen, die vollständige Abtötung der Parasiten nachweisen, obwohl nur ganz erheblich schwächere Dosen, Lösungen von 1 : 400, angewendet worden waren. Schon andere Forscher hatten daraus den einzig möglichen Schluß gezogen, daß erst im tierischen Organismus selbst aus dem Arsanil irgendwie eine parasiticide Substanz entstehe, aber es war ihnen nicht gelungen, den Vorgang aufzuklären. Dies blieb Ehrlich vorbehalten. Für jemand, der früher die Reduktionskraft der tierischen Gewebe bearbeitet hatte, war es das Nächstliegende, diese Erscheinungen auf Reduktionsvorgänge zu beziehen. Es ergab sich ihm so von selbst die Forderung, den Heilstoff schon im Laboratorium fertigzustellen „und dem Organismus die Mühe, denselben erst in individuell schwankenden Proportionen zu bilden, abzunehmen". So stellte Ehrlich mit Bertheim durch Reduktion aus dem Arsanil Substanzen her, die Trypanosomen in vitro schon in einer Verdünnung von 1 : 1,000.000 töten. Aber leider war damit auch ihre Giftigkeit für das Versuchstier so gesteigert, daß ihre praktische Verwendbarkeit aussichtslos erschien.

Es mußten also die Reduktionsprodukte des Arsanil weiter so verändert werden, daß sie ihre hohe parasiticide Wirkung beibehielten, aber für das Tier entgiftet wurden. Unter langwierigen Versuchen mit arsanilfesten Trypanosomenstämmen gewannen die beiden Forscher unter anderen Substanzen das Arsenophenylglycin, das schon ganz hervorragende therapeutische Eigenschaften bewies. So gelang es damit, fast sterbende dourinekranke Tiere mit einer einzigen Injektion völlig zu heilen, und A. Neisser konnte mit dem Präparat beim syphiliskranken Menschen bemerkenswerte Heilergebnisse erzielen.

Weitere Umstände führten noch eine wesentliche Vergrößerung des Versuchsfeldes herbei. Die Entdeckung der Syphilisspirochaeten durch Schaudinn, die experimentelle Übertragung der Syphilis vom Menschen auf den Affen durch Roux und Metschnikoff und mannigfache Ähnlichkeiten zwischen Trypanosomiasis und Syphilis veranlaßten Ehrlich, seine Untersuchungen immer mehr auf die Spirillosen auszudehnen und das Studium der auf die Syphilis wirkenden Substanzen in den Vordergrund zu ziehen. Es waren ferner theoretische Anschauungen, zu denen Ehrlich erst während dieser Studien gelangt war, die dem weiteren Vorgehen des Chemikers die Richtung wiesen. In zahlreichen Versuchen und Beobachtungen über Arsanil-, Fuchsin-, Trypanrot-feste Parasitenstämme war er zu der Überzeugung gekommen, daß ebenso wie die Toxine auch manche chemische Substanzen von Rezeptoren der Zellen erfaßt werden („Chemozeptoren"). Diese unterscheiden sich in wesentlichen Punkten von den Toxinrezeptoren, vor allem dadurch, daß sie „sessil" sind und nicht nach Art der Antitoxine in das Blut abgestoßen werden. Eine Trypanosomenzelle hat vielfache Chemozeptoren und gerade ebenso viele Angriffspunkte bietet sie den Giften. Diese Angriffsstellen genau kennen zu lernen, ist nach den reichen experimentellen Erfahrungen durchaus nicht schwierig und nach vielen Richtungen sehr fruchtbar. So konnte festgestellt werden, daß Trypanosomen das oben genannte Arsenophenolglyzin nicht nur mit einem speziellen Arsenorezeptor, sondern auch mit einem den Essigsäurerest an sich reißenden Rezeptor verankern ("Azeticorezeptor"). In seiner plastischen Art sagt Ehrlich hierzu: „Der Arzneistoff wird gewissermaßen in seinen verschiedenen Gruppierungen von besonderen Fängen des Protoplasma gefesselt, gleich wie ein Schmetterling, dessen einzelne Teile mit verschiedenen Nadeln fixiert werden. Genau wie der Schmetterling erst am Rumpf und dann sukzessive an den Flügeln aufgespannt wird, gilt dies auch von den komplizierter gebauten Arzneisubstanzen." So mußten Chemie und Tierexperiment zusammenarbeiten, damit „für jeden Parasiten bestimmte verankernde und ihm gewissermaßen eigenartige Nebengruppierungen ausfindig gemacht werden, die bestimmte Reste packen und so eine spezifische Verankerung ermöglichen." Zwei Beispiele mögen diese Spezifizität erläutern: Das Arsenophenol übt sowohl auf Spirochaeten als auch auf Trypanosomen eine kräftige Wirkung aus; führt man nun z. B. Jod in den Komplex dieser Substanz ein, so schwindet die trypanozide Kraft fast vollständig, während die spirillozide Kraft stark erhöht wird. Die Erklärung für dieses eigenartige Verhalten gibt die Annahme, daß durch den Eintritt des Jod die Avidität des Arsenrestes sich verringert, so daß derselbe durch den Arsenozeptor der Parasiten in sehr vermindertem Maße oder gar nicht mehr aufgenommen wird; die Spirille besetzt aber im Gegensatz zu dem Trypanosoma einen Jod- (Halogeno-) Rezeptor, der die neue Verbindung mit ihr verankert. Während ferner die Trypanosomen neben dem Arsenorezeptor einen Azeticozeptor aufweisen, besitzen die Spirochaeten eine spezifische Avidität für die Hydroxylgruppe.

Derartige Erfahrungen mußten in zahllosen Versuchen gesammelt werden, und es war noch ein weiter mühseliger, von Enttäuschungen und Fehlschlägen nicht freier Weg vom Arsenophenylglyzin, das von den untersuchten Arsenikalien die Laboratoriumsnummer 418 erhalten hatte, bis Ehrlich und Hata das Präparat 606 in der Hand hatten, das Dioxydiamidoarsenobenzol, das Salvarsan. Seine Haptophore stellt die Amidophenylgruppierung dar, der Benzolrest wirkt als Bindeglied, und die Arsengruppe wird durch diese beiden in die Möglichkeit versetzt, als Toxophor den Parasiten zu vernichten. So sah

Ehrlich 1910 in diesem Präparat seinen Plan verwirklicht, den er vor Jahren gefaßt hatte; es war gegen eine der schlimmsten Volkskrankheiten ein Mittel synthetisch gewonnen, von hoher Parasitotropie und stark herabgesetzter Organotropie.

Der Übertragung aus dem Laboratorium in die Praxis stellten sich aber noch außerordentliche ungeahnte Schwierigkeiten entgegen. Sie waren zum Teil in der Eigenart der Substanz selbst begründet, die z. B. durch eine sehr leichte Oxydierbarkeit rasch einen sehr viel höheren Grad von Giftigkeit annimmt; schon durch einen kurz dauernden Zutritt von Luft kann das bewirkt werden. Ferner wurde über hochfieberhafte Reaktionen mit recht schweren Allgemeinerscheinungen berichtet, die lange Zeit nicht erklärt werden konnten, bis es endlich Wechselmann gelang, ihr Wesen aufzuhellen. Wurde zur Lösung des Salvarsan ein schon längere Zeit vorher destilliertes Wasser benutzt, so enthielt es oft Endotoxine der bei der Sterilisation abgetöteten Wasserbakterien, die die bedrohlichen Erscheinungen verursachten. Durch ausschließliche Verwendung ganz frisch destillierten Wassers ließ sich diese Schädigung mit völliger Sicherheit vermeiden.

So sorgfältig auch die experimentelle Begründung des Mittels, so lange auch seine Anwendung beim kranken Menschen immer wieder hinausgeschoben worden war, so sehr auch die ersten Beobachtungen beim Menschen ermutigten, Ehrlich ließ in beispielloser Vorsicht und Umsicht, seiner ungeheuren Verantwortung stets eingedenk, das Medikament erst von einem nur ganz allmählich sich erweiternden Kreise besonders erfahrener Ärzte versuchen. Viele Tausende von Patienten mußten erst unter seiner mittelbaren Kontrolle behandelt, alle etwa vorkommenden Nebenwirkungen, Schädigungen und Zwischenfälle völlig aufgeklärt sein, ehe er das Mittel frei gab. Hierbei entfaltete er eine Organisationsgabe, die wohl nur wenige dem „weltfremden Gelehrten" zugetraut hätten. Aber er bürdete sich damit auch eine Riesenlast von Arbeit auf, die im Verein mit unsinniger, oft gehässiger Kritik, ja persönlicher Verdächtigung an den Kräften dieses kostbaren Lebens Raubbau trieb, es verdüstert und um Jahre verkürzt hat.

Wie das Salvarsan in seiner Entstehungsgeschichte in der ganzen Medizin nicht seinesgleichen hat, so auch nicht in der Unwiderstehlichkeit, mit der es sich in unerhört kurzer Zeitspanne die ganze Welt erobert hat. Dazu hätte der Glanz von Ehrlichs Namen nicht genügt, sondern es mußte Ärzten und Kranken immer wieder von neuem die Heilkraft des Mittels sich offenbaren. So ist es schon nach wenigen Jahren eines der seltenen Mittel geworden, „ohne die man nicht Arzt sein möchte".

Es bewährt seine heilende Kraft nicht nur bei der Syphilis, für die sein Erfinder es geschaffen hat; seine Wirksamkeit ist sogar bei einigen anderen Krankheiten noch sinnfälliger und imponierender. Es beseitigt das Recurrensfieber mit einer einzigen Injektion dauernd; es hat die Framboesia, eine namentlich in Holländisch-Indien verheerend wirkende Spirillose, derart beeinflußt, daß die dafür geschaffenen Spezialkrankenhäuser aus Mangel an Patienten geschlossen werden konnten. Es heilt die Angina Vincentii, die Aleppobeule, und von wichtigen Tierkrankheiten, die durch eine einzige Injektion mit Salvarsan geheilt werden, ist vor allem die Brustseuche der Pferde zu nennen.

So hat Ehrlich das hochgesteckte Ziel, das in den Augen der meisten eine Utopie war, erreicht: durch eine einzige Anwendung seines Heilmittels konnte er bei verschiedenen Krankheiten von Mensch und Tier die Parasiten abtöten, ohne den Organismus zu gefährden; die „Therapia sterilisans magna", das Ideal aller therapeutischen Bestrebungen, war verwirklicht. — —

Bei aller berechtigten Genugtuung über das Erreichte hat aber Ehrlich selbst hervorgehoben, daß eine Therapia sterilisans magna nicht bei allen Krankheiten angestrebt werden dürfe, denn in gewissen Fällen bedingt gerade diese Methode eine große Gefahr, deren Vermeidbarkeit erst noch zu lernen ist (s. u.). Die plötzliche Abtötung von Milliarden Parasiten in einem Tierkörper kann so viel in den Parasitenleibern enthaltene Gifte frei machen, daß der befallene Organismus zwar nicht mehr den lebenden, wohl aber den toten Mikroben erliegt. Es ist Sache der weiteren Forschung, die Krankheiten und die Heilmittel zu finden, bei denen die Therapia sterilisans magna möglich, und bei welchen sie von vornherein auszuschließen ist; von Ehrlich sind Weg und Methoden für die weitere Erkenntnis vorgezeichnet.

Umgekehrt scheint für manche Mittel die Therapia sterilisans magna die einzige Möglichkeit eines vollkommenen Heilerfolges zu bieten, das sind solche, denen gegenüber bei einer einmaligen oder mehrmaligen Anwendung die betroffenen Parasiten arzneifest werden können, wie z. B. die Trypanosomen gegenüber dem Arsanil, die Malariaparasiten gegenüber dem Chinin. In solchen Fällen kann eine fraktionierte Behandlung durch die eintretende Arzneifestigkeit der Parasiten schließlich zu einer Unheilbarkeit führen.

Aber auch gegen diese Schwierigkeiten hat Ehrlich anzukämpfen gelehrt, indem er auf die in besonderen Versuchen mit kombinierter Anwendung verschiedener Heilmittel gemachten Erfahrungen hinwies. Auch auf anderen Gebieten der Arzneimittellehre, beispielsweise in der Behandlung von Nervenkrankeiten, ist von jeher der Tatsache Aufmerksamkeit geschenkt worden, daß Arzneimittel mit ähnlich wirkenden gemischt, schon in verhältnismäßig kleineren Mengen wirksam sind, so daß das Gemenge von jeder einzelnen Substanz nur einen Bruchteil der sonst notwendigen Dosis zu enthalten braucht. Dasselbe Verhalten haben auch die antiparasitären Mittel gezeigt, und so erscheint beispielsweise für die Behandlung der Malaria von vornherein eine Kombination von Chinin und Methylenblau aussichtsreich. Nach Ehrlichs Theorie hat der Malariaparasit für beide Mittel ganz getrennte Chemozeptoren und unterliegt so eher einem doppelten Angriff. Der Therapeut handelt bei der Anwendung dieser Methode nach dem alten Grundsatz: „Getrennt marschieren und vereint schlagen".

Auch die Kombination von Chemotherapie und Serumtherapie, wie Ehrlich sie vorgeschlagen hat, scheint gerade in solchen schon oben angedeuteten Fällen aussichtsvoll, in denen die Therapia sterilisans magna durch die Gifte der abgetöteten Parasiten gefährlich werden kann; dieser Gefahr ist zu begegnen, indem man mit dem parasiticiden Mittel gleichzeitig das spezifische antitoxische Mittel injiziert.

VI. Ehrlich als Chemiker.
(Von Dr. phil. Leopold Spiegel, a. o. Professor a. d. Universität Berlin.)

Es gewährt eigentümlichen Reiz zu sehen, wie sich bei einem genialen Menschen die Entwicklung seiner besonderen Geistesrichtung in seinen eigenen Augen darstellt. In einer autobiographischen Skizze, die mir freundlichst zur Verfügung gestellt wurde, betont Ehrlich, daß er nicht etwa, wie man annehmen könnte, als Mediziner erst durch die Beschäftigung mit chemischen Verbindungen dazu gekommen sei, sich in die Chemie als in eine nützliche Hilfswissenschaft einzuleben, daß vielmehr sein Denken von Beginn seiner wissenschaftlichen Betätigung an intensiv durch chemische Vorstellungen beeinflußt war. „Die Benzolkerne und die chemischen Formeln schweben wirklich räumlich vor meinem geistigen Auge", sagt er, und aus der Kombination dieser besonderen Begabung mit seinem Interesse für „aktive Therapie" erklärt er die ganze Art seiner wissenschaftlichen Entwicklung. Das Eindringen in den intimen Chemismus des Farbgebietes, das er wie wenige beherrschte, ließ ihm die Inangriffnahme farbenanalytischer Untersuchungen, derjenigen über die Diazoreaktion usw. als selbstverständlich erscheinen, und es ist bekannt, daß seine in der Seitenkettentheorie gipfelnde Auffassung von den Beziehungen zwischen Giften und Heilmitteln einerseits, dem Organismus andererseits von den chemischen Verhältnissen der Benzolverbindungen abgeleitet war.

Die Art seiner chemischen Forschungen bezeichnet Ehrlich mit einem seiner originellen, bildhaften Ausdrücke als „Tangentenchemie". Man könne einen Kreis nicht nur durch seinen Radius, sondern auch durch eine große Zahl an ihn gelegter Tangenten definieren. Derartige Tangenten zur Aufklärung einer bestimmten Reaktion sind ihm die Durchführungen einer solchen in der verschiedensten Weise und unter Zuhilfenahme möglichst verschiedener Komponenten. Dieses Verfahren hat den Vorteil, daß es auf ihrem Wesen nach chemisch noch ungeklärte Vorgänge angewandt werden kann; es ermöglichte dadurch das Eindringen in das dunkle Immunitätsgebiet mit chemischen Methoden.

Es ergibt sich aus Ehrlichs beiderseitigen Forschungen, den chemischen und den biologischen, ein interessantes Wechselspiel gegenseitiger Befruchtung. Die schon hervorgehobene gründliche Kenntnis der Farbstoffe von der chemischen Seite führte ihn dazu, die bis dahin nur empirisch geübte Anwendung dieser Verbindungen für die Erkennung mikroskopisch kleiner Objekte systematisch zu einer differentialdiagnostischen Methode auszubilden, vor allem aber dazu, sie als Reagenzien für die Verfolgung der Lebensvorgänge zu benutzen. Hieraus erwuchsen seine großen Erfolge auf den Gebieten der Biologie und der Therapie, deren besonderen, von ihm erschlossenen Zweig er in bewußtem Gegensatze zur alten Iatrochemie als Chemotherapie gekennzeichnet hat. Es wäre für den Chemiker eine besonders reizvolle Aufgabe, mit Stolz alle die herrlichen Früchte vorzuführen, die aus dieser Verwertung seiner Wissenschaft den biologischen Anschauungen reiften, im einzelnen zu zeigen, wie Ehrlich aus Vorstellungen der theoretischen Chemie heraus für jene Anschauungen die

exakte Formung und den anschaulichen Ausdruck fand.
Doch ist dafür hier nicht der Ort. In diesem Abschnitt
soll uns vielmehr die Darlegung beschäftigen, welche Anregungen und welche Erweiterungen ihres Gesichtskreises
die reine Chemie dem großen Forscher verdankt*.

Im Anschlusse an die bereits erwähnte Verwendung
der bekannten Farbstoffe zur Aufklärung der Lebensvorgänge drängte sich Ehrlich alsbald der Wunsch auf, noch
unbekannte Verbindungen bestimmter Konstitution zu vergleichenden Versuchen heranzuziehen. So wurden in Farbstoffe verschiedener Art biologisch wirksame Gruppen, wie
Cyan und die verschiedenen Arsenradikale, eingeführt. Einer
Anregung Ehrlichs, das dem viel benutzten Methylenblau
analoge Produkt mit Sauerstoff an Stelle von Schwefel herzustellen, verdankt die Farbstoffindustrie eine Reihe herrlicher Farbstoffe, die Rhodamine und das Nilblau. Dabei

$$(CH_3)_2 N\text{-}C_6 H_3 \diagup\!\!\!\diagdown_{\displaystyle S}^{\displaystyle N} \diagdown\!\!\!\diagup C_6 H_3 : N(CH_3)_2 Cl$$

Methylenblau

$$HCl, (C_2H_5)_2 N\text{-}C_6H_3 \diagup\!\!\!\diagdown_{\displaystyle O}^{\displaystyle N} \diagdown\!\!\!\diagup C_{10} H_5 : NH$$

Nilblau

befähigte ihn seine intime Kenntnis der chemischen Literatur, sich nicht mit der Anregung zur Darstellung der
neuen Verbindungen zu begnügen, sondern auch den Weg,
der dazu führen konnte, anzugeben und vielfach selbst im
Reagenzglasversuch seine Gangbarkeit zu erweisen. Auch
die Darstellung von Selenderivaten wurde später von ihm
angeregt und durch Bauer in Form von Selenophenolen
und Selenazinen verwirklicht.

Die neuen Verbindungen dienten wiederum zu Versuchen an Lebewesen und ließen Regeln betreffs des Ein-

---
*) Bei der folgenden Darstellung gewährte die „Festschrift zum
60. Geburtstage Paul Ehrlichs", besonders der Aufsatz „Chemie"
von L. Benda, einen überaus wertvollen Anhalt.

flusses von Substituenten zunächst auf die vitale Färbbarkeit der Gewebe erkennen. Solche Regeln dann auch bezüglich anderer, physiologischer Wirkungen nachzuprüfen, mußten weitere Verbindungsklassen herangezogen werden. Aus derartigen Untersuchungen über die wirksamen Gruppen des Kokainmoleküls und den Einfluß von Substituenten auf die Wirkung sowie über die Desinfektionskraft der Phenole gingen zahlreiche neue Abkömmlinge dieser Körperklassen hervor.

Die in der Farbstoffindustrie außerordentlich fruchtbaren Diazotierungs- und Kuppelungsreaktionen als Eigenschaft einer unsubstituierten Aminogruppe am aromatischen Kern waren der Ausgangspunkt für die Forschungen, die E h r l i c h s Namen in den weitesten Kreisen bekannt gemacht haben, die in der Gewinnung des Salvarsans und anderer Arsenikalien gipfelnden Untersuchungen über Herstellung und Prüfung aromatischer Arsenverbindungen. Das durch Einwirkung von Arsensäure auf Anilin gewonnene und als Metaarsensäureanilid $C_6 H_5$-NH-AsO_2 angesprochene Atoxyl hat wohl auch F o u r n e a u als ein Natriumsalz und als identisch mit dem viel früher von Béchamp gewonnenen angeblichen Salze des Orthoarsensäureanilids $C_6 H_5$-NH-As$O(OH)_2$ erkannt. Aber E h r l i c h fand, daß auch diese Formulierung falsch ist, daß vielmehr die Aminogruppe des Anilins in dem Produkte intakt geblieben und das Arsensäureradikal, wie die von ihm mit B e r t h e i m vorgenommene ausführliche Untersuchung erwies, in p-Stellung zu jener direkt an den Benzolkern getreten ist, die freie Säure also die Formel $(OH)_2$ As O-$C_6 H_4$-NH$_2$ hat. Sie wurde nach Analogie des entsprechenden Schwefelsäurederivats, der Sulfanilsäure, als Arsanilsäure bezeichnet. Durch dieses unerwartete Ergebnis war mit einem Schlage der Weg eröffnet, durch Substitution am Kern wie auch in der Aminogruppe und schließlich durch reduzierende Veränderung der Arsengruppe beliebige Abkömmlinge mit durchsichtigen Beziehungen zum Atoxyl aufzubauen, darunter das bereits genannte Salvarsan HO-(NH_2) $\dot{C}_6$ H_3- As: As- $C_6 H_3 (NH_2)$ -OH. Die mit diesen Präparaten ausgeführten chemotherapeutischen Untersuchungen bestätigten die Ansicht, daß erst die Reduktionsprodukte der Arsensäurederivate die parasitotrope Wirkung ausüben. Der leidenden Menschheit brachten sie neue Hoffnungen und deren weitgehende Erfüllung. Der Chemie aber gaben sie den Anstoß zum Ausbau fast vergessener und zum Aufbau ganz neuer Körperklassen, indem [nun auch auf Verbindungen anderer Elemente übertragen wurde und in Zukunft noch übertragen werden wird, was bei Verbindungen des Arsens gelang.

Klinisch hat Ehrlich bekanntlich die Diazoreaktion für Untersuchung des Harnes verwendet, der normal mit diazotierter Sulfanilsäure (Diazobenzolsulfosäure) keine Färbung, in vielen pathologischen Fällen aber, nach heutiger Annahme infolge Anwesenheit von Bilirubin, Rotfärbung gibt. Eine andere von Ehrlich gefundene Harnreaktion gab Anlaß zu einer Reihe wertvoller rein chemischer Untersuchungen. Es handelt sich um die Rotfärbung, die mit p-Dimethylaminobenzaldehyd $(CH_3)_2$ N- $C_6 H_4$- CHO auftritt und auf Anwesenheit von den Pyrrolkern enthaltenden Verbindungen (Urobilinogen) zurückgeführt wurde. Nach Ehrlichs Meinung sollte dabei der Aldehyd mit einer Methylengruppe (-CH_2-) des reaktionsfähigen Körpers in Wechselwirkung treten. Eingehende Untersuchungen (von Franz Sachs und zahlreichen Mitarbeitern) über Dimethylaminobenzaldehyd und seine Derivate sowie über Farbstoffe, die durch seine Kondensation mit Isatin erhalten wurden (Walter), schlossen sich daran.

Noch fruchtbarer gestaltete sich eine andere Methylengruppenreaktion, die von Ehrlich und Franz Sachs beschrieben und dann von diesem auf zahlreiche Körperklassen ausgedehnt wurde. Sie beruht auf der Einwirkung aromatischer Nitrosoverbindungen, die dabei in letzter Linie in Aminoverbindungen übergehen, während die Methylengruppe in die Karbonylgruppe (-CO-) verwandelt wird, z. B. $(CH_3)_2 N-C_6H_4-NO + CN-CH_2-C_6H_5 = (CH_3)_2 N-C_6H_4-NH_2 + CN-CO-C_6H_5$.

Als Zwischenprodukte entstehen dabei unter Wasseraustritt aus den miteinander reagierenden Gruppen Azomethine — in obigem Beispiel $(CH_3)_2 N-C_6H_4-N = C(CN)-C_6H_5$ —, die durch Säuren unter Wasseraufnahme in die oben angegebenen Bestandteile zerfallen. Unter den so hergestellten Azomethinen findet sich eine Anzahl von Farbstoffen, deren Charakter durch die Substituenten wesentlich beeinflußt wird. Von den bei der Spaltung erhältlichen Ketonen haben das einfachste Triketon, das Triketopentan, $CH_3-CO-CO-CO-CH_3$, die aus Azetessigester, bzw. Benzoylessigester erhaltenen Diketomomokarbonsäureester $CH_3-CO-CO-CO_2R$, bzw. $C_6H_5-CO-CO-CO_2R$ und die daraus erhältlichen Pyrazolonderivate besonderes Interesse. Es wurden dann auch Pyrazolone selbst für die Reaktion herangezogen, und auf diesem Wege unter anderen die Methylrubazonsäure erhalten, das Methylderivat der nach Eingabe von Pyramidon im Harn auftretenden Rubazonsäure.

Schon früher hatte Ehrlich gemeinsam mit Georg Cohn die Nitrosoverbindungen aromatischer Amine zu wertvollen Aufbaureaktionen benutzt. Sie fanden, daß diese Verbindungen mit Säurechloriden R-CO Cl direkt sich zu Substanzen vereinigen, für welche die Konstitution $Cl(CH_3)_2 N:C_6H_4:NO-CO-R$ oder $(CH_3)_2 N-C_6H_4-N(Cl)-O-CO-R$ in Betracht gezogen wird. Das aus Nitrosodimethylanilin und Benzoylchlorid erhaltene Produkt (R in obigen Formeln $= C_6H_5$) kondensiert sich außerordentlich leicht mit aromatischen und halbaromatischen Aminen und mit Phenolen zu Indaminen und Indophenolen, wodurch Farbstoffe dieser Gruppen sich in großer Zahl aufs bequemste herstellen lassen.

Zunächst zum Nachweise von Alkaloiden und ähnlichen Substanzen sowie zur Entgiftung derartiger Gifte hat Ehrlich gemeinsam mit Herter die 1,2- Napthochinon-4-sulfosäure

$$\begin{array}{c} CH:CH\text{-}C - CO - CO \\ |\quad\quad \|\quad\quad | \\ CH:CH\text{-}C\text{-}C(SO_3H):CH \end{array}$$

untersucht. Sie reagiert mit allen aromatischen Aminen außer bei Vorhandensein mehrerer stark negativer Gruppen unter Bildung farbiger Verbindungen, ferner mit „sauren", Methylenverbindungen, die beiderseits einer CH_2-Gruppe negative Radikale enthalten, wozu (in ihren tautomeren Formen) auch Resorzin und Phlorogluzin gehören, aber auch mit aliphatischen primären und sekundären Aminen, mit Piperidin, ferner mit Pepton, Tyrosin, Harnsäure usw. Die eingehenderen Untersuchungen ergaben, daß die genannte Naphthochinonsulfosäure ein geeignetes Mittel ist, zahlreiche Verbindungen nicht nur durch die entstehenden Färbungen zu charakterisieren, sondern auch in Gestalt schwerlöslicher Produkte zur Abscheidung aus Reaktionsgemischen zu bringen.

Triphenylmethanfarbstoffe nach der eleganten Methode von Grignard aus Benzophenon und halogenierten Aminen herzustellen, war bei älteren Versuchen nicht gelungen, weil der erste Schritt, die Bildung einer magnesiumorganischen Verbindung, Halogen- $Mg\text{-}C_6H_4\text{-}NR_2$, nicht realisiert werden konnte. Ehrlich fand gemeinsam mit Sachs den Weg, das Magnesium so zu aktivieren, daß die Bildung der gewünschten Verbindungen anstandslos vor sich geht. So konnten nun nicht nur bekannte Farbstoffe in sehr glatter Weise (Vorlesungsversuch), sondern auch eine Reihe neuer gewonnen werden.

Bei der Einführung der Cyangruppe in Pyronin und Trypaflavin machte Ehrlich mit Benda die interessante Beobachtung, daß Farbstoffe von wesentlich tieferer Nuance entstanden, was durch einen Bindungswechsel vom orthochinoiden zum parachinoiden Typus erklärt wird. Beim Erwärmen mit Alkali liefern die neuen Cyanfarbstoffe glatt Xanthon- und Akridonderivate, die durch Reduktion wieder neue, durch Aneinanderlagerung zweier der ursprünglichen Radikale entstandene Farbstoffe liefern, wobei als Zwischenprodukte Pinakone entstehen. Die ganze Umwandlung, die noch Aussichten auf weitere Fruchtbarmachung bietet, läßt sich z. B. beim Trypaflavin durch die folgenden Formelbilder veranschaulichen:

$$\begin{array}{c}
\mathrm{CH_3} \diagdown \quad \diagup \mathrm{C_6H_3(NH_2)} \diagdown \\
\mathrm{Cl} \diagup \mathrm{N} \diagdown \mathrm{C_6H_3(NH_2)} \diagup \mathrm{CH} \xrightarrow{+\mathrm{KCN}} \mathrm{CH_3\text{-}N} \diagup \mathrm{C_6H_3(NH_2)} \diagdown \mathrm{CH\text{-}CN} \\
\mathrm{C_6H_3(NH_2)} \diagup
\end{array}$$

Trypaflavin (gelb) $\xleftarrow{\text{oxydiert mit FeCl}_3}$ Leukocyantrypaflavin (farblos)

$$\mathrm{CH_3\text{-}N} \diagup \mathrm{C_6H_3(:NH_2\,Cl)} \diagdown \mathrm{C\text{-}CN} \xrightarrow{+\mathrm{NaOH}} \mathrm{CH_3\text{-}N} \diagup \mathrm{C_6H_3(NH_2)} \diagdown \mathrm{CO}$$

Cyantrypaflavin (rot) $\xleftarrow{\text{reduziert}}$ Diamino-N-Methylakridon

$$\mathrm{CH_3\text{-}N} \diagup \mathrm{C_6H_3(NH_2)} \diagdown \mathrm{C} - \mathrm{C} \diagup \mathrm{C_6H_3(NH_2)} \diagdown \mathrm{N\text{-}CH_3}$$
$$\qquad\qquad\qquad \mathrm{OH}\ \ \mathrm{OH}$$

Pinakon

$$\mathrm{CH_3\text{-}N} \diagup \mathrm{C_6H_3(NH_2)} \diagdown \mathrm{C} - \mathrm{C} \diagup \mathrm{C_6H_3(NH_2)} \diagdown \mathrm{N\text{-}CH_3}$$
$$\mathrm{Cl} \quad \mathrm{C_6H_3(NH_2)} \qquad\qquad \mathrm{C_6H_3(NH_2)} \quad \mathrm{Cl}$$

Bistrypaflavin (orange)

Das **Trypaflavin** selbst verdankt seine Entstehung einer systematischen Untersuchung über Akridinfarbstoffe bezüglich der Einwirkung auf Trypanosomen. Nachdem die Methylammoniumbase des Akridingelbs sich diesem erheb-

$$\mathrm{CH_3\text{-}(NH_2)\,C_6H_2} \diagup\!\!\!\diagdown \mathrm{CH} \diagdown\!\!\!\diagup \mathrm{C_6H_2(NH_2)\text{-}CH_3}$$
$$\qquad\qquad \mathrm{N}$$
$$\qquad\qquad \diagup\ \diagdown$$
$$\qquad\qquad \mathrm{CH_3}\ \mathrm{Cl}$$

lich überlegen gezeigt hatte, veranlaßte Ehrlich die Darstellung des von Kernmethylen freien niedrigeren Homologen, an dem die in anderen Verbindungsreihen begründete Ansicht vom dystherapeutischen Einfluß des Methyls sich bestätigt fand. Eine genauere Durcharbeitung der Akridiniumfarbstoffe war die chemische Folge der Ehrlichschen Anregung.

Im Zusammenhange mit diesen rein chemischen Arbeiten, an deren Ausführung eine große Anzahl zum Teil schon genannter hervorragender Mitarbeiter beteiligt war, muß auf einige andere hingewiesen werden, die scheinbar die Chemie nicht oder nur oberflächlich berühren und doch von erheblichem Einfluß auf sie sind. Mit vollem Recht ist häufig, namentlich auch von L. Michaelis, die allgemeine Bedeutung der berühmten, leider trotzdem wenig bekannten Schrift „Das Sauerstoffbedürfnis des Organismus" hervorgehoben worden, als eines Leitfadens für des Verfassers spätere Forschungen. Aus ihrem reichen Tatsacheninhalt sei hier besonders die Ausarbeitung von Methoden erwähnt, mittels vitaler, verküpbarer Farbstoffe die oxydierende oder reduzierende Wirkung der verschiedenen Zellgruppen im Organismus qualitativ und auch in ihrem Wirkungsgrade festzustellen, ein Prinzip, das neuerdings in den Arbeiten Unnas eine willkommene Fortsetzung gefunden hat. Theoretisch interessant ist die hier zuerst eingehend verfolgte, für die späteren Arbeiten Ehrlichs so bedeutungsvoll gewordene Ansicht, daß der Wirkung einer Substanz ihre Fixierung vorangehen muß. Sie ist dem Chemiker von ganz modernem Klange; neigt man doch auch für rein chemische Vorgänge mehr und mehr der Annahme zu, daß eine Aneinanderlagerung der in Reaktion tretenden Stoffe Vorbedingung der Umsetzung sei. Mit Recht konnte Ehrlich in der erwähnten biographischen Skizze von sich sagen, er habe mit Hilfe seiner chemischen Phantasie viele Dinge, die erst viel später von der reinen Chemie erkannt worden sind, vorausgeahnt.

Die schönen Untersuchungen über Absättigung von Toxin und Antitoxin sind von Ehrlich selbst auf Grund älterer chemischer Anschauungen gedeutet worden und haben sich in dieser Beziehung Korrekturen gefallen lassen müssen. Aber der große Gedanke, auch dieses dunkle Gebiet mit exakter Methodik zu durchleuchten, hat sich als fruchtbar erwiesen. Es wurden hierdurch besonders der physikalischen Chemie für weitere Forschung die Wege gewiesen und die Unterlagen geliefert.

So sieht auch die Chemie auf verschiedensten, gedanklich miteinander verknüpften Gebieten Paul Ehrlich als einen großen Bahnbrecher, der nicht nur ihr Wissen direkt und indirekt in bedeutungsvoller Weise erweitert, sondern auch mit königlich freigebiger Hand keimfähige Samen aller Art auf ihren Acker gestreut hat für künftige Ernte.

VII. Persönlichkeit.

Vielleicht ist der vorstehende kurze Abriß imstande, eine Vorstellung von der Bedeutung und Eigenart des Ehrlichschen Lebenswerkes zu geben. Nun sei noch ein Versuch gewagt zu analysieren, mit welchen geistigen und sittlichen Kräften so Großes vollbracht worden ist.

Das Unergründlichste, die geniale Intuition, „der göttliche Funke" ist in gleicher Weise beim großen Forscher wie beim großen Künstler Voraussetzung alles Wirkens. Es erwächst in dem Begnadeten scheinbar aus dem Nichts und nimmt bald ganz von ihm Besitz, all sein Trachten und Denken in ihren Bann zwingend. Dessen konnte auch Zeuge werden, wer das Glück hatte, mit Ehrlich in einer solchen Periode in engem Verkehr zu stehen. Die neue Idee entwickelte sich in einem unerhört kurzen Reifeprozeß bis in ihre letzten Folgerungen, bevor noch die experimentelle Prüfung angebahnt war. Das Ergebnis stand für ihn in den wesentlichen Zügen fest und allen Einwänden von Mitarbeitern, wie begründet sie auch nach den bisher gültigen Kenntnissen und Anschauungen waren, hielt sein Vertrauen in den endlichen Sieg seines Gedankens unbeirrt stand. Und was Goethe den weisen Meister sagen läßt, das klingt, als wenn es nach Ehrlichs Werk erfahren und ausgesprochen wird:

„Dem glücklichsten Genie wird's kaum einmal gelingen,
Sich durch Natur und durch Instinkt allein
Zum Ungemeinen aufzuschwingen:
Die Kunst bleibt Kunst! Wer sie nicht durchgedacht,
Der darf sich keinen Künstler nennen:
Hier hilft das Tappen nicht; eh' man was Gutes macht,
Muß man es erst recht sicher kennen."

So beginnt bei Ehrlich nun die planmäßige bis ins kleinste vorher durchdachte Arbeit, um der Idee die Stütze der Tatsachen zu geben, die jedem Zweifel siegreich begegnen kann. Wie sicher ging Ehrlich hier seinen Weg, fußend auf einer unermeßlichen Fülle von Wissen, das nicht nur Chemie und Biologie umfaßte, sondern sich auf die gesamte Medizin und weitabliegende Gebiete der Naturwissenschaften erstreckte. Hierzu hatte ihm sein scharfer Verstand, seine rasche Auffassungsgabe, sein rastloser Fleiß, ein glänzendes Gedächtnis, sowie eine geradezu verblüffende Gabe verholfen, aus der Literatur das für ihn Wertvolle sich anzueignen. In einer kurzen autobiographischen Skizze äußert er sich selbst über diese Erscheinung als eine sehr merkwürdige. Er glaubte, diese besondere Aufnahmefähigkeit dem Vorhandensein einer beherrschenden Idee, in seinem Falle der Idee der spezifischen Bindung, verdanken zu sollen und sagt: „Wir Mediziner stehen ja wehrlos dem Einstürmen einer geradezu schrankenlosen Literatur gegenüber; wen aber einmal eine solche leitende Idee erfaßt, der hat dadurch unbewußt einen Ordner und Sammler erworben, und er wird vorwiegend aus der Literatur gerade das und vielleicht nur das, was seinem Arbeitsgebiet besonders frommt, aufnehmen. Das ist aber immer ein großer Nutzen, da aus diesem Unterbewußtsein uns stets leicht das notwendig Zusammengehörende zufließt". Man ist versucht, diesen Vorgang in Ehrlichs eigener Ausdrucksweise zu umschreiben: eine spezifische Avidität, ein besonderes Elektionsvermögen seiner Ganglienzellen lockte aus dem unübersehbaren Gemenge der Neuerscheinungen das ihm Gemäße, um es fest zu verankern und für den geeigneten Augenblick bereit zu halten.

Charakteristisch für E h r l i c h s Arbeitsweise ist neben einer nicht zu überbietenden Gewissenhaftigkeit die außerordentliche Ausdehnung, die er seinen Versuchen gibt. Nur durch eine riesige Zahl der Experimente mit immer neuen sinnreichen Variationen hielt er sich vor Irrtümern so weit wie überhaupt möglich gesichert. Hierbei entgingen seiner Beobachtungsgabe nicht die geringsten Abweichungen von dem zu erwartenden Verlauf; ja, sie waren es gerade die wie die Einwände seiner wissenschaftlichen Gegner immer neue Gedankengänge bei ihm auslösten und umfangreiche, ergänzende Versuchsreihen zu ihrer Aufklärung veranlaßten. Man vergleiche hierzu sein Vorgehen in der experimentellen Erforschung der Geschwülste; man erinnere sich daran, wie viele Forscher, Chemiker und Biologen vor ihm mit dem Atoxyl experimentiert hatten, um nach anfänglichen bemerkenswerten Erfolgen in eine Sackgasse zu geraten, und wie E h r l i c h, dem es nicht anders ergangen war, dann durch eine einfache chemische Reaktion die Entdeckung der richtigen Konstitution des Atoxyl anbahnte und damit sich neue Wege eröffnete, die ihn zu seinem populärsten Erfolge geführt haben.

Über den großen Zielen verlor E h r l i c h aber auch das kleinste nicht aus dem Auge. Seit seinen ersten Studiensemestern an ganz selbständiges Experimentieren gewöhnt, von Natur aus höchst erfinderisch begabt, schuf er sich selbst eine Laboratoriumstechnik, deren verblüffende Einfachheit und Zweckmäßigkeit meist mit ihren Erfolgen parallel ging. Hat er doch auch seine Jugendwerke in den primitiven Laboratorien der damaligen Charité mit den geringsten Hilfsmitteln geschaffen und unterschied sich doch auch später, als er Leiter zweier großer Institute war, sein eigenes Laboratorium durch ein Minimum an Apparatur von den mit allen modernen Einrichtungen versehenen seiner Abteilungsvorsteher und Assistenten. Er suchte seine Methoden stets so unkompliziert wie nur möglich zu gestalten. Man denke an die „Keksmethode", die toxikologische Versuche bei bestimmten Tieren so schonend und so exakt gestaltete, wie kein Verfahren sonst es leisten kann; man denke an die in letzte Einzelheiten gehende Ausarbeitung der Methode des Bluttrockenpräparates, ohne die sicherlich die Ergebnisse nicht so zuverlässige geworden wären. Man erinnere sich, daß Ehrlich von den Techniken der Bakteriologie und der Chemie nur sehr wenig kannte bzw. beherrschte und doch Unvergängliches auf beiden Gebieten hinterlassen hat. Wie muß auch einem Laien der einfache Gedanke der Vertauschung bei dem berühmten „Ammenversuch" einleuchten, dem wir doch grundsätzliche, bedeutsame Ergebnisse verdanken. Man erinnere sich weiter der verhältnismäßig einfachen Technik der vitalen Methylenblaufärbung der Nervenenden durch Einspritzung des Farbstoffes oder der vitalen Neutralrotfärbung durch Schwimmenlassen der Versuchstiere in ganz dünnen Lösungen des Farbstoffes. Und solche „Kolumbuseier" finden wir in Ehrlichs Experimentierkunst noch häufig.

Ehrlichs eigenen mündlichen Darstellungen seiner Probleme zu folgen, erforderte oft die größte Mühe. Das lag aber vor allem an der Neuartigkeit des Themas, das er selbst ja in vielen Tagen und Nächten immer und immer wieder durchdacht hatte, während der Hörer sich in einer terra incognita fand, in der er weder Weg noch Ziel erkannte. Das vergaß Ehrlich in seiner Lebhaftigkeit und fortgerissen von seinem Gedankenflug gar oft und war dann selbst enttäuscht, wenn auch seine nächsten Mitarbeiter ihm nicht hatten folgen können. Diese Neigung, viel zu viel bei seinen Hörern voraus zu setzen, ließ ihn auch nicht zu einem guten Dozenten werden, und so gewährte ihm der Lehrbetrieb, in dem er noch dazu eine empfindliche Störung seiner Forschungsarbeit sah, keine

Befriedigung, und er suchte sich bald seiner Unterrichtspflichten als unfruchtbar zu entledigen.

Die von ihm im Druck veröffentlichten Arbeiten zeigen aber von Beginn an eine mustergiltige Klarheit und zwingende Beweisführung, die sich auch von vornherein mit möglichen oder wahrscheinlichen Einwänden auseinandersetzte. Wenn sich in den Jugendarbeiten noch manche stilistische Unebenheiten finden, so gewähren die Reden und Aufsätze der letzten Jahrzehnte, unter denen viele besonderen Veranlassungen, wie z. B. der Zuteilung des Nobelpreises, ihre Entstehung verdanken, auch einen hohen ästhetischen Genuß. Ehrlich liebte durch bildhafte Vergleiche dem Leser und Hörer das Verständnis zu erleichtern und war außerordentlich glücklich in der Wahl seiner Bilder. Er vergleicht die Antikörper, die ausschließlich parasitotrop, nicht organotrop sind, mit „Zauberkugeln, die ihr Ziel selbst aufsuchen"; stellt sich die Chemotherapie die Aufgabe, solche „Zentralschüsse" der Antikörper nachzuahmen, so muß sie „durch chemische Variationen zielen lernen"; wenn kompliziert gebaute Arzneistoffe vom Parasiten nicht nur an einer einzelnen Atomgruppierung, sondern gleichzeitig an mehreren verankert werden, so vergleicht er sie mit einem „Schmetterling, der erst am Rumpf und dann sukzessive an den Flügeln aufgespannt wird"; die den Körper zerstörende bösartige Geschwulst schöpft bei ihrem rapiden Wachstum „mit tausend Mäulern" Nahrung und entreißt so dem Blut die dem Körper unentbehrlichen Kräfte; „das funktionierende Protoplasma muß gleichsam ein Janusgesicht besitzen"; wenn er die an den Trypanosomen-Infektionen gewonnenen Erfahrungen auf die Spirillosen, insbesondere die Syphilis, ausdehnen will, so „waren die Schienenstränge, welche den mit reduzierten Arsenkörpern besetzten chemo-therapeutischen Zug leiteten, von vornherein gebaut und der ins Rollen gelangte Wagen konnte die Station der Spirillosen nicht mehr verfehlen"; „mit der Chemotherapie scheint es jetzt vorwärts zu gehen," schreibt er 1910 in einem Briefe, „das neue Gebiet ist wirklich ein phlegräisches Feld, auf dem der Wanderer auf alle möglichen Gefahren gefaßt sein muß".

Eine unübertreffliche Schlagkraft besaß Ehrlich in der Schöpfung von Bezeichnungen und prägnanten Wendungen, die denn auch Gemeingut der Wissenschaft geworden sind. Nicht viele wissen, daß von Ehrlich die Bezeichnung „Gonokokken" herrührt; „Mastzellen", „Myelozyten", „aplastische Anämie", „Diskoplasma", „atreptische Immunität", „aktive und passive Immunität", ferner die ganze Nomenklatur der Seitenkettentheorie, „Rezeptoren", „Chemozeptoren", „Komplemente" usw. sind Beispiele für diese Fähigkeit; „Therapia sterilisans magna" gibt in wenig Silben das große Ziel, das er in der Chemotherapie sich steckt, und in die knappe Formel: „Corpora non agunt, nisi fixata" bindet er den leitenden Gedanken seiner Lebensarbeit.

Der schärfste, unerbittlichste Kritiker seiner Arbeiten war Ehrlich selbst. Selten wurde nach der von ihm immer weiter, oftmals buchstäblich „nonum in annum" hinausgeschobenen Veröffentlichung seiner Arbeit von anderer Seite ein Einwand erhoben, den er nicht schon vorher selbst sich gemacht und experimentell auf sein Gewicht geprüft hatte. Darauf beruhte das beispiellose Vertrauen der ganzen medizinischen Welt in die Zuverlässigkeit aller aus Ehrlichs Laboratorium und aus seiner Feder stammenden Werke.

Er ließ sich auch nicht verleiten, wie so leicht andere Autoren, einem Objekt deshalb gar zu große Bedeutung beizumessen, weil er ihm viel Arbeit gewidmet hatte. Wenn z. B. ein anderer bekannter Forscher die Zellgranula als „Elementarorganismen" auf den Thron der Zelle selbst setzen wollte, so erwies sich Ehrlich als der Meister auch in der Beschränkung, indem er diesen von ihm in jahrelanger mühseliger Arbeit erforschten Gebilden ihren richtigen, wenn auch sehr viel bescheideneren Platz anwies.

Die Ermittlung von noch so bedeutsamen und zahlreichen Tatsachen konnte diesem großen Geist nicht Selbstzweck sein. Schon als junger Forscher, im „Sauerstoffbedürfnis", spricht er das selbst aus: „Ich hätte mich wohl begnügen können, einfach die nackten Resultate meiner Beobachtungen mitzuteilen und auf eine Diskussion vollkommen verzichten dürfen. Wenn ich diese Resignation nicht übe und, statt mich auf das Tatsächliche zu beschränken, auch von den Ansichten und Spekulationen, die sich mir im Laufe einer langen Untersuchungsreihe von selbst aufdrängten, das mir als das wesentlichst Erscheinende mitteile, so glaube ich zu solchem Handeln darin Rechtfertigung zu finden, daß ein Fortschritt in der Erkenntnis nur vom theoretischen Gesichtspunkt aus erfolgen kann, und daß somit eine verfehlte Theorie immer noch fruchtbringender wirken kann als rohe Empirie, die ohne Erklärungsversuch die Tatsachen registriert."

So entwuchs auch einem unwiderstehlichen Drange seines Geistes die Seitenkettentheorie, die ihm und so vielen anderen Forschern den Weg in unerschlossene Gebiete gebahnt hat. Für alle Zeit wird ihr dieses Verdienst bleiben, selbst wenn sie das Schicksal anderer großer Theorien erfahren sollte, durch neue Tatsachen erschüttert oder verdrängt zu werden.

Aber auch die konkrete Arbeit Ehrlichs greift in ihrer Wirkung weit über das hinaus, was er und seine unmittelbaren Mitarbeiter an wertvollem Tatsachenmaterial der Welt geschenkt haben, denn wir verdanken ihm auf allen Gebieten, die er bearbeitet hat, die Schaffung neuer Methoden, die die ganze weitere Entwicklung noch lange entscheidend beeinflussen wird, weil sie ganzen Generationen von Forschern aller Länder das genial ersonnene und glänzend bewährte Werkzeug zu freiem Gebrauch in die Hand gibt. So konnte E. v. Behring, mit dem und gegen den er so manche wissenschaftliche Fehde ausgefochten hat, ihm am offenen Grabe nachrufen: „Du hast

Schule gemacht wie kaum einer vor dir und bist zum Magister mundi in der medizinischen Wissenschaft geworden!"

Ehrlich nannte sich zuweilen in scherzhafter Übertreibung einen „Monomanen", der für alle geistigen Gebiete außer seiner Wissenschaft kein ernst zu nehmendes Verständnis und Interesse aufbringe, und er fügte dann hinzu, daß eine solche Einseitigkeit und Selbstbeschränkung bei der ungeheuren Ausdehnung jedes einzelnen Wissensgebietes Voraussetzung für eine wertvolle positive Leistung sei. Angesichts des riesigen Umfanges und der Vielseitigkeit von Ehrlichs Schaffen ist man natürlich wenig geneigt, solche Selbstkritik gelten zu lassen, aber in gewisser Hinsicht ist sie doch zutreffend. So hatte Ehrlich eine unbesiegbare Scheu, das Kennzeichen wahrhafter Bildung, über Dinge ein Urteil zu fällen oder sogar nur Konversation zu machen, in die er nicht durch sorgfältiges Studium und ernstes Nachdenken tiefer eingedrungen war. Er ließ sich deshalb z. B. niemals in politische Unterhaltungen ein, auch nicht in bewegten Zeitläuften. Das entsprang nicht etwa einer Gleichgültigkeit gegenüber den öffentlichen Dingen, denn er hatte ein sehr starkes nationales Empfinden, auch wenn ihm die ein Greuel waren, die ihren Patriotismus fortdauernd laut in die Welt hinausposaunten; er hatte für seine Person wenigstens den allgemeinen Fragen des öffentlichen Lebens gegenüber eine ganz bestimmte Stellungnahme; aber weil sie aus seiner Empfindung hervorgegangen war und für ihn mangels positiver Kenntnisse, die sich zu verschaffen er gar keine Zeit hatte, außerhalb der Sphäre von Verstand und Wissen lag, hielt er mit Äußerungen darüber peinlich zurück.

Die bildenden Künste, Poesie und Musik hatten keine Bedeutung für ihn, er war völlig „amusisch". Von anstrengendem Denken erholte er sich gern durch die Lektüre von Kriminalromanen und Detektivgeschichten, und für die Psychologie des geistigen Schaffens liefert es einen interessanten Beitrag, wenn Ehrlich durch die allerleichteste melodiöse Musik so angeregt wurde, daß ihm die Gedanken reicher und leichter noch als sonst zuströmten. Schon als Student in Breslau brachte er sich in den Ruf eines leichtlebigen jungen Mannes, weil er viele Abende allein in einem bekannten Tingeltangel verbrachte, nur um bei den Klängen der Militärmusik seinen Ideen nachzuhängen; in späteren Jahren haben sein alter Vater oder seine Gattin oft viele Abendstunden unermüdlich ihm einen Walzer nach dem andern auf dem Klavier vorgespielt, während er im Nebenzimmer auf und ab gehend seine Phantasie schweifen ließ, und selbst den Leierkastenmännern seines Viertels war Ehrlich ein für die begeisternde Wirkung ihrer Töne dankbarer Mäcen.

Ehrlich liebte in seinen Mußestunden eine zwanglose Form der Geselligkeit mit frohem Plaudern. Aber er schreibt in einem Briefe an seine Tochter: „Ich hasse den Bonzenverkehr (wo man sich geehrt fühlen soll) und den Zweckverkehr (wo man Vorteile ergattern will) in gleicher Weise." Den Tafelfreuden und einem guten Trunk war er nicht abgeneigt, ohne auch nur im geringsten von solchem Genuß abhängig zu sein. Die Zigarre war seine einzige Leidenschaft und der einzige Luxus, den dieser unglaublich anspruchslose Mann sich gönnte, und von dem er sich auch nicht losmachen konnte, als er seine Schädigungen verspürte.

Ein gütiges Geschick hatte Ehrlich ein sanguinisches Temperament geschenkt, das ihm oft über Fährnisse des Lebens, über viele verdrießliche und sorgenvolle Stunden rasch hinweggeholfen hat. Sein Optimismus war ihm ein unerschöpflich sprudelnder Quell, aus dem ihm dauernd neue Kräfte zuströmten, nicht nur die realen Schwierigkeiten zu besiegen, die seinen Plänen bei der Durchführung sich entgegenstellten, sondern auch den wohlbegründeten und wohlgemeinten Bedenken und Einwänden treuer Mitarbeiter, auf deren Urteil er selbst den größten Wert legte, standzuhalten und unbeirrt dem nur seinem Blick in weiter Ferne erkennbaren Ziel zuzustreben.

Erst als der Kampf um die Anerkennung des Salvarsan mit seiner übermenschlichen Beanspruchung moralischer und physischer Kräfte durchgekämpft werden mußte, als einige Gegner sich so weit erniedrigten, den sachlichen Streit in persönliche Verdächtigungen und Verleumdungen ausarten zu lassen, schwanden Frohsinn und Heiterkeit aus Ehrlichs Leben; seine blauen Augen erstrahlten nicht mehr von dem Widerschein inneren Glückes, und seine Züge formten sich nach den Leiden und Qualen dieser Jahre, so wie das diesem Büchlein beigegebene Bildnis es ergreifend wiedergibt.

Solche Anfeindungen mußten ihn um so härter treffen, je zarter seine Empfindung, je lauterer seine Gesinnung war. Gewiß hat Ehrlich in seinem wissenschaftlichen Leben auch manche Fehde durchgeführt, und wenn es nötig war, den Gegner gelegentlich wohl auch unsanft behandelt, aber so scharf geschliffen seine Waffe war, so blank war sie stets, und niemals hätte er es über sich gebracht, einen wissenschaftlichen Streit in das Persönliche herabzuziehen.

In Ehrlich war eine herrliche Mischung von Stolz und Bescheidenheit. Er hätte ja den Boden sachlicher Kritik verlassen müssen, wenn er sich der unvergänglichen Bedeutung seiner Leistungen nicht bewußt gewesen wäre; er verbarg auch niemals seine Freude über die ungezählten Auszeichnungen, die er von Behörden und wissenschaftlichen Gesellschaften empfangen hatte. Gerade weil ihm ungebührlich lange die Anerkennung versagt worden war, empfand er später jede einzelne als eine Genugtuung. Vor allem auch deshalb, weil er darin nicht so sehr seine persönliche Leistung, als das Geleistete anerkannt sah. Aber oft suchte er sein eigenes Verdienst als gering darzustellen mit dem Hinweis darauf, daß er seine reichen Erfolge ganz besonderen Glücksumständen zu verdanken habe, und daß vor allem das Zusammentreffen mit Männern wie Weigert, Heidenhain, Frerichs, Waldeyer, Koch, Althoff, Neisser, um nur Verstorbene zu nennen, ihn in entscheidender Weise gefördert hätte.

Von peinlicher Gewissenhaftigkeit war Ehrlich stets in der Hervorhebung und Würdigung der Verdienste und Leistungen anderer Forscher, wie er auch umgekehrt sehr energisch jedem auf die Finger klopfte, der auf dem Gebiete des geistigen Eigentums keine ganz klare Scheidung zwischen Mein und Dein kannte. Seinen Mitarbeitern und Schülern gewährte er in großzügiger Art den vollen moralischen und materiellen Ertrag ihrer Arbeit, und so entsprach den strengen Anforderungen, die er an ihren Fleiß, an ihre stete Bereitschaft und Gewissenhaftigkeit zu stellen gewohnt war, reichlich der Lohn, dessen köstlichster Teil ja das Bewußtsein war, unter Ehrlichs Führung ein unsterbliches Werk fördern zu helfen. — —

Schon in seinen jungen Jahren erzählte man sich über Ehrlichs Zerstreutheit die ergötzlichsten Beispiele, für deren Ergänzung er bis in die letzte Zeit noch manchen Stoff lieferte. Aber in allen Dingen von wirklicher Bedeutung war er von einer Umsicht, Klarheit und Präzision, daß kein Feldherr ihn darin übertroffen hätte. Und wenn er manchem so ganz als der weltfremde Gelehrte erscheinen mochte, so belehrte der nähere Umgang sehr bald darüber, daß er nicht nur ein unvergleichlicher Menschenkenner war, dem nicht leicht einer über die Beweggründe seines Handelns etwas vormachte, sondern daß er auch mit hervorragendem Geschick die Menschen zu leiten und ihre Fähigkeiten für sein Werk zu benützen verstand, ohne sie aber jemals gegen ihren eigenen Vorteil auszunützen.

*

Der leuchtende Grundton seines Wesens, der sich in all seinen menschlichen Beziehungen, in seinem ganzen Leben und Schaffen wie lauterstes Gold bewährt hat, war die Treue. Wie er sein ganzes Leben hindurch seinem Werk die ganze Persönlichkeit hingegeben hat, so hat er ihm bis in die letzten Stunden, durch schweres körperliches und seelisches Leiden hindurch, mit allen Gedanken und allen Empfindungen die Treue bewahrt.

Der Treue und dem Stolz dieser anima candida entsprach es auch, wenn er selbst in den Jahren, in denen ihm jede weitere Laufbahn, ja beinahe die Möglichkeit, sich nach seinen Fähigkeiten zu betätigen, abgeschnitten war, an dem Glauben seiner Väter festhielt, während ein Übertritt ihm leicht Tür und Tor geöffnet hätte.

Er, der doch wahrlich sich seine ureigenen Wege in der Forschung gebahnt hat, der, um ein Wort von Waldeyer zu übernehmen, eigentlich niemandes Schüler war, trug in unauslöschlicher Dankbarkeit die Verehrung für drei Männer im Herzen, denen er fruchtbare Anregung und Förderung verdankte: Waldeyer, Frerichs und Althoff. Als sein Ruhm längst den dieser Namen überstrahlte, sprach er von ihnen in ehrfürchtiger Liebe, und er konnte einmal sehr zornig werden, als in seiner Gegenwart über den einen von ihnen, den schon Jahrzehnte der Rasen deckte, eine frivole Anekdote erzählt wurde.

Denen, die als seine Schüler und Mitarbeiter ein Stück mit ihm gehen durften, bewahrte er seine wohlwollende Gesinnung, die sich oft erfolgreich und entscheidend in die Tat umsetzte, und für ihre Anhänglichkeit und Hingebung dankte er königlich durch sein Vertrauen und seine Freundschaft. Erntete er Undank oder sah er sich mißverstanden, so daß alte Bande sich lösten, so war ihm das ein tiefer Schmerz, der lange an ihm nagte.

Die Zartheit und Tiefe seiner Empfindungen fand ihren erhebendsten Ausdruck in seinem Familienleben. Hier zeigte dieser große, umfassende Geist ein wahrhaftes Kindergemüt, das oft in vertrautem Kreise in der harmlosesten Fröhlichkeit sich äußerte. Er hat es als ein besonders gnädiges Geschick betrachtet, seinen Eltern bis in ein hohes Alter seine Dankbarkeit für alles, was sie ihm auf den Lebensweg mitgegeben hatten, beweisen zu können; für alle Angehörigen hatte er trotz seiner ungeheuren Arbeitslast immer Zeit genug, ihnen mit klugem Rat und wirksamer Tat beizustehen. Sein höchstes Glück fand er in seiner eigenen Häuslichkeit. Hier hatte ihm die geliebte Frau eine Stätte bereitet, in der sie ängstlich für sein leibliches Wohl Sorge trug, in der sie alles Störende und Hemmende von ihm fernhielt, in der sie verhütete, daß die kostbare Kraft für überflüssige und kleinliche Dinge beansprucht wurde. Damit hat sie sich den Dank der Welt verdient, und er selbst hat ihr bis zum letzten Atemzug dafür mit treuester Liebe gedankt. Gekrönt wurde das häusliche Glück durch die Freude an dem Gedeihen und dem weiteren Schicksal der beiden Töchter. — — —

*

Welchen Reichtum an dem Größten und Höchsten, was Menschen zuteil werden kann, umschließt **Paul Ehrlichs** Leben! Es war ihm vergönnt, unermeßliche Schätze an geistigen Gütern zu erwerben, im frohen Gefühl seiner Kräfte Erfolg an Erfolg zu reihen, in dunkle Rätsel der Natur strahlendes Licht zu werfen, die Grenzen der Erkenntnis und des Wissens weit hinaus zu rücken! Ungezählten Menschen konnte er Linderung und Heilung spenden, Ungezählte vor tückischer Seuche bewahren! — Allem Gemeinen abgewandt, hat er seine Bahn durchmessen und die Fülle von Liebe, die er ausgesät, wieder geerntet!

INHALT

Vorwort . . . . Seite 7—8

I. Lebenslauf . . . . „ 9—13

II. Farbenanalytische Studien . . . . „ 13—33

Mastzellen, eosinophile, neutrophile Granula 14. — Morphologie des Blutes 14. — Bedeutung der Granula 17. — Dualismus der weißen Blutzellen 17. — Die Leukämien 18. — Die Erythrocyten 19. — Die Anämieen 20. — Das Sauerstoffbedürfnis des Organismus 23. — Erster Hinweis auf die Seitenkettentheorie 26. — Vitale Färbungen 27. — Methylenblau und Nervensystem 27. — Fluorescein-Versuche am Auge 29. — Neutralrotfärbung 30. — Neurotropie und Lipotropie 31. — Chemische Konstitution und Wirkung 31. — Die Diazoreaktion 32. — Färbung des Tuberkelbazillus 33.

III. Immunitätsforschung und Seitenkettentheorie . . . . Seite 33—45

Pflanzliche Toxalbumine 34. — Quantitative Betrachtung der Immunität 34. — Immunisierungskurve 34. — Aktive und passive Immunität 35. — Vererbung der Immunität 35. — Tuberkulinbehandlung 36. — Wertbestimmung des Diphtherieserums 36. — Konstitution der Toxine 37. — Das Giftspektrum 37. — Haptophore und toxophore Gruppe 37. — Die Seitenkettentheorie 38. — Rezeptoren und Nutrizeptoren 40. — Haemolysine 42. — Komplement und Amboceptor 44.

IV. Krebsforschung . . . . Seite 46—54

Histologische Probleme 47. — Experimentelle Erzeugung eines malignen Tumors 48. — Mischgeschwülste 49. — Immunisierungsversuche 49. — Atreptische Immunität 50. — Atrepsie durch Rezeptorenschwund 54. — Serumfestigkeit und Arzneifestigkeit 54.

V. Chemotherapie . . . . Seite 55—65

Der therapeutische Koefficient 56. — Das Atoxyl, bzw. Arsanil 57. — Das Arsacetin 58. — Das Arsenophenylglycin 59. — Chemozeptoren der Trypanosomen 60. — Das Salvarsan 61. — Seine Einführung in die

Praxis 62. — Seine vielseitige Wirksamkeit 63. — Therapia sterilisans magna, ihre Möglichkeiten und Kontraindikationen 63. — Kombination antiparasitärer Mittel 64. — Kombination von Chemotherapie und Serumtherapie 65.

VI. Ehrlich als Chemiker . . . . Seite 65—74

Chemie und Biologie 66. — Farbstoffchemie 67. — Rhodamine, Nilblau 67. — Selenderivate 67. — Die Formel des Atoxyl 68. — Das Salvarsan 69. — Die Diazoreaktion 69. — Die Reaktion auf p. Dimethylaminobenzaldehyd 69. — Die Azomethine 70. — Das Triketopentan 70. — Die Methylrubazonsäure 70. — Die Naphthochinonsulfosäure 71. — Die Triphenylmethanfarbstoffe 71. — Das Trypaflavin 72. — Toxin und Antitoxin 73.

VII. Die Persönlichkeit . . . . Seite 74—86

WIEN BERLIN **RIKOLA VERLAG** LEIPZIG · MÜNCHEN

MEISTER DER HEILKUNDE

Herausgegeben von Dr. Max Neuburger

o. ö. Professor an der Universität Wien

Die unter diesem Titel erscheinende Sammlung von Ärztebiographien wird in ihrer Gesamtheit ein anziehendes Bild, zunächst von der deutschen, in der Folge aber auch von der fremdländischen Medizin entrollen

Erschienen ist:

RUDOLF VIRCHOW
von
Geh. Med.-Rat Prof. Dr. Carl Posner

PAUL EHRLICH
von
Prof. Dr. Adolf Lazarus, Berlin

EMIL DUBOIS-RAYMOND
von
Prof. Dr. Heinrich Boruttau, Berlin

THEODOR BILLROTH
von
Hofrat Dr. Robert Gersuny, Wien

In Vorbereitung:

ROBERT KOCH von Exz. Geheimrat Prof. Dr. Martin Kirchner, Berlin
JOHANNES MÜLLER von Oberstabsarzt Doz. Dr. Haberling, Koblenz
MAX PETTENKOFER von Dr. Otto Neustätter, ehem. Direktor vom Hygiene-Museum, Dresden
JOH. LUKAS SCHÖNLEIN von Oberarzt Dr. Erich Ebstein, Leipzig
IGNAZ PH. SEMMELWEIS von Prof. Dr. Tibor von Györy, Budapest
JOSEF SKODA von Regierungsrat Dr. Max Sternberg, Wien

Prof. Dr. Max Neuburger

DIE WIENER MEDIZINISCHE SCHULE IM VORMÄRZ

Mit sechs Bildnissen nach alten Stichen

„... Was eine geschichtliche Darstellung nicht zu bieten vermag, die intime Charakterisierung der Persönlichkeiten, die Eindrücke der Augen- und Ohrenzeugen, das alles enthalten die in diesem überaus anziehenden Buch vereinigten Reiseberichte und Ausschnitte aus den Aufzeichnungen bedeutender Zeitgenossen. Das fesselnde Werk Neuburgers ist ein bedeutsamer Ausschnitt aus der Geschichte des alten Wien..."

(„Neue Freie Presse")

HERMANN NOTHNAGEL

LEBENSGESCHICHTE EINES DEUTSCHEN KLINIKERS

von

Prof. Dr. Max Neuburger

Mit drei Bildern und einem Faksimile

„Über ein halbes Menschenleben ist es bereits her, seit an einem Julitage des Jahres 1905 die traurige Nachricht in die Welt ging, daß Hermann Nothnagel, der ausgezeichnete Kliniker, der berühmte Forscher, der herrliche Mensch, nicht mehr unter den Lebenden wandle. Aber die frische, vom Staube der Zeit unangekränkelte Erinnerung an Nothnagel spottet der Jahreszahl. — Denen, die Nothnagel im Leben gekannt haben, tut wahrlich keine Auffrischung der Erinnerung an ihn not, und doch werden auch sie mit Freude und Genugtuung das schöne Buch genießen, das der vortreffliche Historiker unserer medizinischen Fakultät, Prof. Dr. Max Neuburger, soeben im Rikola Verlage herausgegeben hat und in dem er mit der vollendeten Meisterschaft des literarischen Plastikers ein monumentales Lebensbild des großen Arztes geschaffen hat. — Hier soll ein ganz Großer kommenden Geschlechtern möglichst nahegebracht werden."

(„Neue Freie Presse")

Seit 1. Jänner 1922 erscheint in unserem Verlag die

WIENER KLINISCHE WOCHENSCHRIFT

XXXV. Jahrgang, begründet von Prof. H. v. Bamberger

Organ der Gesellschaft der Ärzte in Wien

Herausgegeben von

H. Albrecht, F. Chvostek, F. Dimmer, A. Durig, V. Ebner, A. Eiselsberg, S. Exner, E. Finger, A. Fischel, A. Fraenkel, E. Fromm, E. Fuchs, M. v. Gruber, A. Haberda, M. Hajek, J. Hohenegg, E. Hochstetter, G. Holzknecht, F. Kermauner, A. Lorenz, O. Marburg, M. Neuburger, H. Meyer, J. Meller, J. Moeller, H. Neumann, H. Obersteiner, N. Ortner, R. Paltauf, H. Peham, C. Pirquet, G. Riehl, J. Schaffer, A. Schattenfroh, O. Stoerk, J. Tandler, J. Wagner-Jauregg, R. Weiser und K. F. Wenckebach.

Schriftleiter Prof. Dr. J. Kyrle, Wien

Der Umfang der „Wiener klinischen Wochenschrift" ist nunmehr nahezu verdoppelt, so daß die Zahl der Spezialarbeiten wesentlich vermehrt wurde. Desgleichen erfuhr der Referatenteil eine besondere Ausgestaltung.

WIEN · BERLIN RIKOLA VERLAG LEIPZIG · MÜNCHEN

MIX
Papier aus verantwortungsvollen Quellen
Paper from responsible sources
FSC® C105338

If you have any concerns about our products,
you can contact us on
ProductSafety@springernature.com

In case Publisher is established outside the EU,
the EU authorized representative is:
**Springer Nature Customer Service Center GmbH
Europaplatz 3, 69115 Heidelberg, Germany**

Printed by Libri Plureos GmbH
in Hamburg, Germany